ENERGETIC BOUNDARIES

How to Stay Protected and Connected in Work, Love, and Life

精微圈

重建身心靈能量防護網
打造靈性疆界，拒絕能量流失，
迎接豐盛

Cyndi Dale

辛蒂．戴爾——著
達娃——譯

給麥可、加百列和凱蒂

這三位長大成人的孩子對真理的追尋，

啓發了我自己的追尋之路。

他說她肯定只是夢到她會飛而已。
小寶貝像個天使般堅定不移。
她說她知道自己會飛，
因爲當她下來時手指上總是有灰塵，
那是摸到燈泡時沾上的。

——沙林傑（J.D. Salinger）
《抬高房樑，木匠們》（*Raise High the Roof Beam, Carpenters*）

目錄

編按：本書注釋分為兩種：❶為譯注；①為原書注，統一收錄於書末。

【作者序】

精微圈——豐富及守護人生的能量疆界

雖然肉眼看不見人體外的能量疆界——精微圈，它們卻能使你擁有快樂、富足及充滿愛的生命經驗，或是在悲傷、受限、不快樂的生活中受苦。這些無形疆界排除我們不需要的，只選擇性地允許那些能使我們的靈性本質往真實生命進展的能量、人、指引、想法、情境、機會和療癒進入生命之中。此外，它們還能進一步刻意尋找及吸引達成希望與夢想所需要的一切。

能量精微圈框住我們的靈性本我，並揚升我們真正的本質，這是何以我經常稱它們為「靈性疆界」（spiritual borders）的原因之一。我們渴望展現自己的內在特質，並建立正確的能量疆界，都將幫助我們達成所想所望。當我們能正確地創造和管理能量精微圈後，它們會確保掌握我們真正的自我，而不是被那些並不等同於我們的意見、想法和信念所操控。它們也會和世界分享資訊，告知所有人我們是誰、想要什麼以及該如何對待我們。

或許你根本不知道你需要建立這些無形疆界，才能讓自己安然無恙。閱讀這本書時，你將會發現，對你來說，這些疆界不僅必要，而且能大幅改善你的生活。你將開始大幅依賴這個新的「力場」，甚至在出門前（或未到家前）打開它。

缺乏這些精微圈或是精微圈受損的人，往往會淪為犧牲品，遭掠奪者有意或無意地占便宜，反覆落入拖垮我們的情境中，沉溺在令人消沉的行為模式裡，使我們感到不快樂、不被愛、缺乏支持、不滿足、不受尊敬或供給不足，而這些是我們不該承受的。

簡單來說，少了能量精微圈，我們就無法告訴世界我們是誰，同時也無法接收到世界的慷慨賜予。

倘若能量精微圈出問題，出現的症狀包羅萬象，從單純的惱人問題到嚴重的創傷都有，其中可能包括：

- 對他人的感受、情緒、需求、問題、負面性乃至疾病，會覺得不堪負荷。
- 習慣性的取悅他人，往往損及自己。
- 負面衝擊突襲而至。
- 因為在乎和關心他人卻不曾得到回報，而感到疲憊、憤怒、挫折。
- 金錢、關係和工作上的災難一而再、再而三地發生。
- 吸收外來能量，因而產生沮喪的沉重感及生理上的疾病。
- 因外靈或超自然事件或其他能量入侵，導致恐懼與錯亂。
- 無所不在的焦慮感，這是需要不斷提防看不見的危險所導致的結果。
- 持續的強迫感，通常這都是把照顧他人能量與需求視為第一優先所引起的。

● 那些不能反映真實自我，又讓你必須忍受他人嘲笑的行為舉止，讓你感到丟臉。

● 一種擺脫不掉的感覺，覺得全世界除了你之外，所有人都能感受到宇宙或神聖力量的存在。

我在直覺諮商時碰過的個案，至少有三分之二的人不是缺乏能量精微圈，就是精微圈受損。但在建立或療癒這些精微圈後，他們都有突飛猛進的成長。

有位失業兩年的女士，在接受諮商後一個月內就得到了三個工作機會。

一位五年交不到女友的英俊年輕人，在一星期內遇見了一位女士。六個月後他寫信告訴我，他們現在已經住在一起，過得幸福無比。

一位有三個自閉或注意力缺失症孩子的年輕母親，說她已經能夠保持冷靜，而在協助孩子們建立起能量精微圈後，他們現在都在「正常學校」上學了。

一位無法入睡的小孩突然可以一覺到天亮了，因為她的泰迪熊和「床下可怕的東西」不再對她說話。

一位患有漸凍症的老人家轉化了疾病，開始過著沒有病徵的生活。

所有前來求助的人都說自己現在能夠做出更令人滿意的決定，能避開或轉化具有不良能量的情況，並建立及維持更健康的關係，創造出更多的財富與豐足，去除或減輕上癮、憂鬱或焦慮的傾向。他們發現且遵循自己的直覺，盡情享受人生。

以我來說，每當我建立起適當的能量精微圈時，不僅感覺更好，生活也獲得改善了，包括：人們對待我的方式變得更好；我時常有許多靈光乍現的洞見；說話時需要的正確字眼會自然流出；我教養小孩的方式改善了；我吸引到能在困境掙扎中創造出喜悅的金錢或機會；我的身體更健康，或至少能找到解決健康問題的方法；我甚至做出更有效的股票與投資策略，因爲我現在能夠排除負面感，聽從自己的內在智慧。

爲自己建立健康的能量精微圈需要花點功夫，但是很値得。你所下的每層功夫，都會增加更多與光和喜悅接觸的機會，並減少暴露在負面與耗竭的源頭之中。終極的目標是要調整你的靈性疆界，使它們更優雅地反映出你眞正的靈性本質。這個調整工作，能確保你人生的每一層面都能允許支持性的能量進入，並將負面能量阻擋在外。

在進入本書主題之前，我們會先簡單探討能量精微圈的目的、形態與功能，並檢視七種精微圈症候群，這些常見的症狀都是因爲能量精微圈不健康所致。透過這些分析，你可以找出抑制你發展的原因，並準確找出導致精微圈問題的因素，以便知道你該如何改善。此外，本書也提供許多練習，協助讀者建立健康的靈性疆界——精微圈。

當你讀完本書後，相信你已經可以安全地打造一個滋養又富足的人生。畢竟，創造能量精微圈的目的，就是要找回我們本該擁有的生活方式，找回一個可以與我們關愛的人分享，在神聖恩典下安穩存在的生活。這是我們夢想的生活，這是我們透過健康的能量精微圈可以確保自己能擁有的生活。

1

萬物共有及共享的特徵
能量與能量場

打從自最初的混沌濃湯爬出來的那天起，我們便有聲一同地哭喊著：「給我更多光。」陽光、火炬、燭光、霓虹燈、日光燈，任何可以把黑暗驅離山洞，照亮道路，照亮冰箱內部的任何一種光都好。從夜裡爲球賽照亮足球場的大型探照燈，到該熟睡時還在被窩裡照著書頁的小手電筒，光代表的不僅是瓦數與呎燭光；光是象徵；光是知識；光是生命；光是光。

——電視製作人及編劇黛安·佛洛夫（Diane Frolov）和安德魯·史耐德（Andrew Schneider）

從陽光到杯子蛋糕，這世間的一切都是由能量組成：而能量只是會振動或移動的資訊。有些能量移動的速度緩慢，例如組成桌子或椅子的能量。你看得見、摸得到、能討論跟證明，這些低頻能量物體的存在。

然而，我們人類的五個感官無法看見、聽到或觸摸世界上大多數的能量。它們移動的速度快到我們無法察覺，我們通常只能察覺到它的影響而已。車上收音機播送的能量，難道會比咖啡桌上那本書的組成能量更不眞實嗎？那麼能把食物迅速加熱的微波，或將電子郵件瞬間送達的衛星傳訊又怎麼說呢？你知道這些能量的存在，儘管你看不見，但你的生活卻少不了它們。

無數萬兆位元的能量數據，成天在我們四周穿梭。我們自己的能量精微圈也是由高速移動的無形能量所組成的，保護我們不被四周大量的能量數據所淹沒。能量也構成我們的感受、思緒、需求、內在信念和靈性本質。

縱觀歷史上和各種文化中，那些直覺力強的人、療癒者、先知與薩滿等，都能察覺到能量場的存在，而科學直到現在才要開始了解和研究它。事實上，這些人有能力看見及運用，使生理和靈性能量連結在一起，並且在交互作用下形成整體能量結構的三個系統：能量通道（the channels），即經絡；匯集點（the centers），最爲人熟知的就是脈輪；能量場（the fields），靈光場（the auric field）就是其中一種。其他場域，還包括各種磁場、形態生成場、病氣場等，以及各種促使內在自我與外在世界產生連結的場域。

經絡將能量傳送到全身；而脈輪是能量的接收點或收納處，主要位於身體內部。靈光場像擴張的氣泡或一圈圈的光環，存在於我們身體的外圍，從表皮向外放射到幾公尺遠。這些能量場組成了我們的能量精微圈，並負責聆聽脈輪和其他能量中心的資訊，決定要將外界的哪些訊息帶到身體裡面。此外，這些能量場也負責跟外在世界溝通關於我們本身的訊息。事實上，從你的身體向外延展的能量精微圈多達數十層，也可能高達上百乃至上千層。其中有些能量場猶如蝴蝶之吻般輕貼著你的肌膚，有些則像魯莽的孩子橫衝直撞，也有一些能量場負責各種不同的特定活動，比如保護我們或引起他人注意等等。❶

靈光場是最爲人熟知的能量場之一，許多人相信我們的靈光場就是人體的電磁場，一個由身體電流所產生且會持續波動的能量場。人體的每個細胞都會發出微小的電脈衝，這些電流會產生磁力，這意味著每個細胞、器官和整個身體都在製造能量場。克里安照相術（Kirlian photography）——自一九三〇年代起就被使用的科學工具，運用特殊底片將環繞著植物、動物和人體的那些看不見的生命能量或靈光場（見圖1）顯相出來。克里安照片顯示，所有的生命體都散發著一組電磁場。

這些電磁場彼此互動交流，既吸收能量也散發能量。這就是爲何有人走進你的空間時，

---

❶關於各種能量系統的證據、應用及相關科學研究，請參見本書作者的另一本書《精微體：人體能量解剖全書》（*The Subtle Body: An Encyclopedia of Your Energetic Anatomy*）。

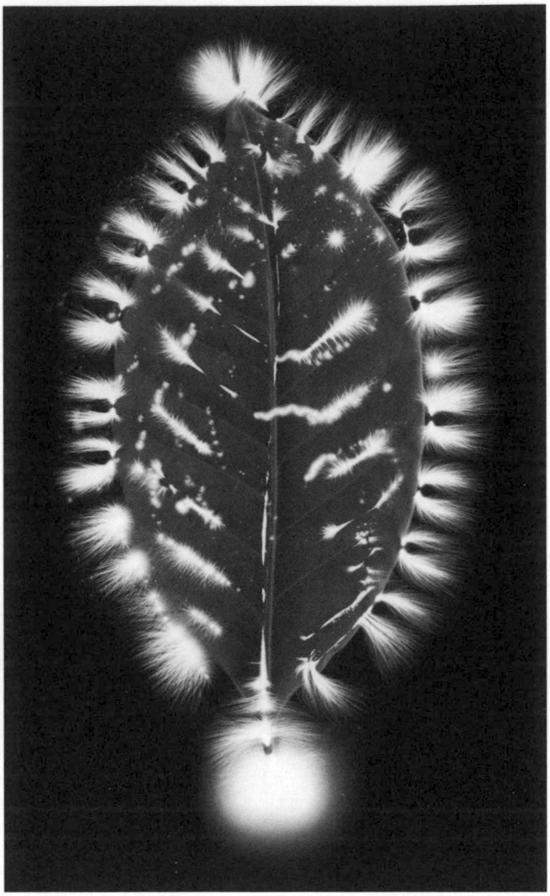

圖1 連植物都有能量形成的精微圈。仔細看看這株植物的靈光場，電磁場（簡稱EMF）從它身上散發出來。這張利用克里安照相術拍成的照片，凸顯了能量精微圈的存在。肉眼看不見的葉片電磁場，確實存在。

如今克里安照相術被運用在測量人類和動植物的能量場上，藉此用來診斷疾病（包括癌症）、保存食物、證明靈療的效果、解釋愛與親密關係的奇特現象，以及揭發自然界的奧祕，例如露水為何只集中在葉片的某些部位而不在其他部位。①

你可以感受到他們的存在，甚至還能察覺到他們的性格。我們的電磁場會對受傷及治療起反應，也會回應愛和情感。當兩個人產生關聯時，他們的能量場會變得難以區分並交融在一起。科學技術能在距離身體至少一・二到一・八公尺處探測到心的電磁場，這意味著我們能夠和身邊的人進行能量交換，更可以和幾百里外的人互換能量。量子物理學已經提出證明，兩個粒子或兩個人一旦相遇，將永遠連結在一起。而你就是透過這種方式，得知幾個月沒聯絡的好友現況，或感受到遠方關愛的人在某個時刻死去了。

更令人吃驚的是，人類的能量場能在素昧平生的人之間、在活人與死人之間、在未來與現代人之間，交換能量訊息；而且，這種交流並不只限於人與人之間。我們還能與植物、動物，乃至無生命的物體，透過能量對話。

不論我們使用的是哪種科學儀器，都只能拍攝到眾多已知能量場的一部分。還有數十種已由科學證明存在的能量（比如高階紅外線、紫外線、γ波和微波等），擴展到可見光之外，而可見光只是我們在色彩光譜中僅能看見的一小段而已。事實上，每個身體細胞和器官都會製造自己的磁場或靈光場。此外，在你體內有多達百分之七十的水，每一個水分子也都在產生自己的能量場，因為水分子具有南極和北極，所以有導電能力②。由於我們體內有那麼多獨立元素製造著自己的能量場，要理出每個人究竟有多少能量場是近乎不可能的事。

多數的靈光場影像會呈現出波浪狀的光帶，這是因為電磁能量就是光。電磁波譜，其實是由具有不同速度和溫度的輻射能量或光所組成的波段。波譜上可測量的一端是無線電波，具有長波長、低頻率及低能量。波譜的另一端是γ波，特徵是波長短、頻率高，以及高能量。波譜中間還有一小段能量波稱爲可見光，這是我們眼睛看得見的彩虹顏色的範圍。

這些各式各樣的電磁能量，其實彼此之間並無二致。它們都是由光的能量單位——光子——所組成的。這意味著凡是由電磁能量所組成的物體都是光，包括你的能量場，以及你自己。一如物理學家哈爾・普特夫（Hal Puthoff）進行的研究，及琳恩・麥塔格特（Lynne McTaggart）在她的書《療癒場》（*The Field*）中所討論的內容，顯示我們實際上是由光子所組成，也被光子包圍著。事實上，我們的DNA就是個生物光子機（biophoton machine），一種對身體外在與內在的光產生回應的機制。③

我們不僅由光所組成，我們也產生光。一股股眞實的光從身體深處放射出來，同樣的，也有一股股不受皮膚或衣物阻擋的光，由外而內湧入我們的體內。由於我們是光所組成的，所以我們的能量精微圈適如其分的也是光。

事實上，人體的靈光場是由十二道不同的光所組成（如圖2所示），每道光在電磁波譜中都以不同頻率運作著。如多數直觀者和克里安攝影師所看見的，距離我們體表最近的是紅光。每個人一出生都有這十二層光圈，並分別在我們受孕到老年的不同生命階段裡變得活躍或低調。如圖3所示，光帶會隨著生命歷程產生顏色，或調整到特定頻率。

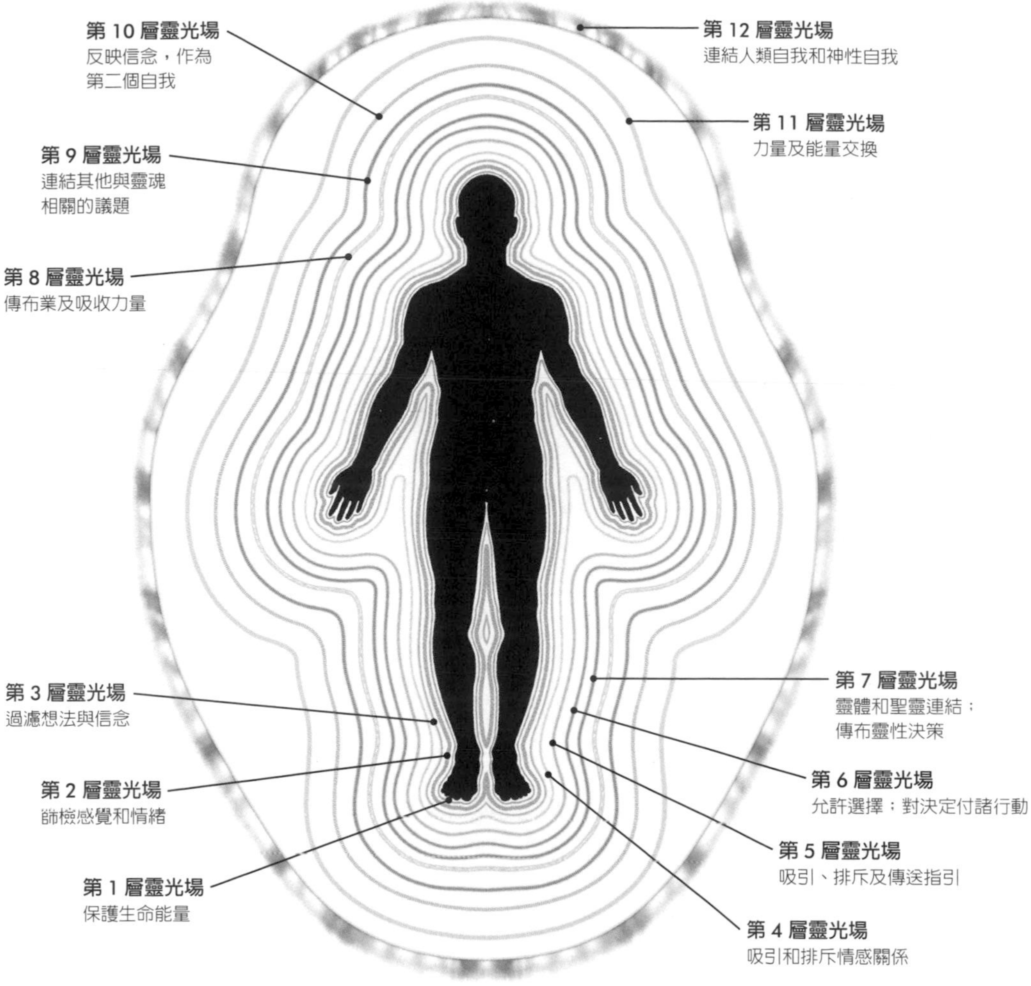

圖 2　能量精微圈以光或能量帶的形式環繞著身體。這類精微圈非常多，最為人所知的就是靈光場，上圖所顯示的十二層靈光場，每一層分別負責過濾我們傳送至外界及從外界吸收進來的某一類資訊能量。

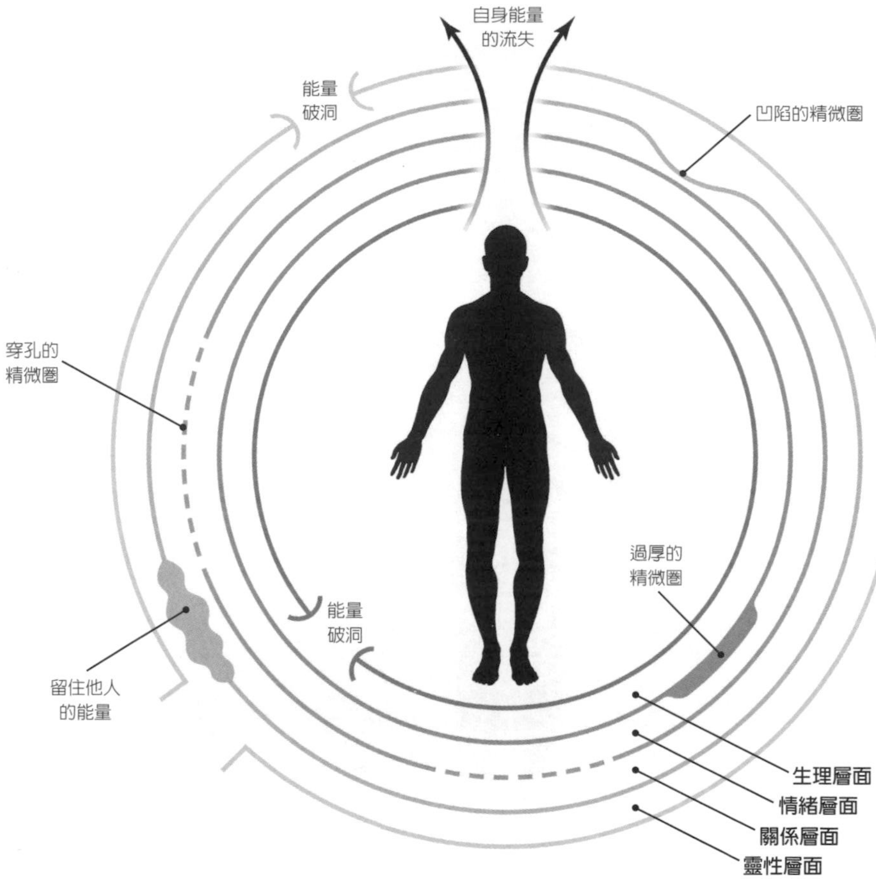

圖 3　從我們受孕那一刻起，所有的能量精微圈都已俱足，但並非每一層都很活躍。生命開始之初，我們生理與心靈的精微圈開始填充，這些精微圈會隨著我們的靈性本質擴展，但也會對我們周遭環境中的事件產生反應。

隨著我們逐漸長大成熟，不同層次的精微圈開始啟動，又隨著我們普世的與靈性的真理（或程式），以及我們對生命及其他能量的反應而產生色彩。不幸的是，在我們企圖融入的過程中，不適合的程式比重經常超過自己的靈性程式（或適合程式）。從不適合或力量不足的程式中操作的每個精微圈，都很容易受到侵犯。

測量神奇的能量場

數十年前，只有神祕主義者和瘋狂人士相信所有生命體都環繞著能量場。但如今科學已經證實了能量場的存在，而且所有能量場都遠比過去想像的更加強烈有力。事實上，我們對能量場的研究已經有了相當豐富的基礎，從診斷疾病、強化食物到創造富足等無所不包，這些都會在本書中得到檢視。

這項新科學是在一九六三年開始的，當時雪城大學（Syracuse University）的蓋爾哈德·布爾（Gerhard Baule）及李察·麥菲（Richard McFee）偵測到人體心臟周圍的生物磁場（biomagnetic field）。英文單字中的 *bio* 是個字首，用於與生物學或創造生命的化學程序相關的字。磁力是由電流產生的能量，不過在某些情況下也能自行產生磁力。

一九七〇年代，麻省理工學院的研究員大衛·科恩（David Cohen）檢驗布爾與麥菲的研究結果，他使用一種測量磁性的儀器——超導量子干涉磁量儀（superconducting quantum interference device, SQUID），用它來測量環繞人體頭部因爲腦部活動所產生的磁場。

此後，科學界開始使用心磁儀及腦磁儀來測量心臟與腦部的磁性。由這些儀器所測得的磁場，強烈到我們可以在疾病尚未在傳統醫療檢驗中出現之前，就能分析疾病的跡象。疾病改變了生物磁場，磁場中的「患部」可被追蹤對應到身體的相關部位。更重要的是，改變生物磁場可以改變身體狀況，也就是說將磁場脈衝導入人體內可以刺激自療效果。

將近五個世紀以來，全世界各地的療癒者運用了他們本身的能量來幫助他人進行療癒，或是察覺即將發生的事件，或是轉化有形物質等等。東方醫療就是以這些概念為基礎，而西方世界多數的薩滿手法亦同。令人訝異的是，如今科學界正在揭露這些做法如何在真實的物理世界中運作，研究工作也顯示了這些長期受到尊敬的老方法具有無限的潛能。

例如一九九二年，日本的研究人員就針對從事武術及療癒工作者進行研究。這類組織都奠基於同一個概念，也就是一股天然的能量——稱為氣，或般納（prana）、瑪那（mana）、生命能量、拙火（kundalini）或其他名稱。這股能量穿流過身體，控制及管理身體健康。這些研究人員發現雙手釋出的氣非常強烈，只需一個簡單的磁力儀（由兩組纏繞了八萬圈的線圈組成）就能偵測得到。然後，又有許多研究以廣受好評的氣功（一種能量平衡法）為對象，分別測量氣功人士所發出的音場、光場和熱場。

關於散發的能量有一點尤其重要，也就是它們的頻率會不斷變化。發展出脈衝磁療（pulsating magnetic-filed therapy）的醫療研究人員發現，這些頻率確實能激發軟組織和硬組織的療癒，即使患者已經四十年不曾接受治療亦同樣有用。④

其他的研究結果也同樣令人振奮。華盛頓大學的生物工程教授黎焰源與其他三名同事，使用弱磁場來消除瘧疾病毒。在磁力研究中，研究人員發現暴露在電磁中的樣本比未受暴露的樣本，減少了三三％到七〇％的寄生蟲。⑤

這些科學上的發現在在證明了古老智慧早已熟知的事：你若用彩虹顏色來彩繪世界，世界將回報以微笑。

練習

找出你的能量場

想用肉眼看見你的能量場嗎？那就先找個光線昏暗柔和的私密場所。

盡量放輕鬆，你可以坐在舒服的椅子或躺在床上。不需要太多的光線，你需要的只是角落的一盞燭光、從門縫下透進來的光、月光，或是從窗戶滲進來的街燈就可以了。

等眼睛適應了昏暗的光線後，伸出你的雙手注視著它們。目光不要專注地凝視，你可以盯著雙手後方，但雙手要在視角之內。

接著移動指尖，讓雙手的指尖互相觸碰。深呼吸，感受內心的靈性之火。有意識地邀請這股火焰從心的所在散發出來，穿流過雙手來到你的指尖。在感受到靈性之火在雙手指尖交流之後，檢視雙手的外圍，此時你或許會看見一圈模糊昏暗的光暈。現在將雙手的手指略微分開，凝視著仍然連接兩手指尖的電流。

你可以有意識地將這股能量電流從一個指尖傳送到另一個指尖，然後將這道逐漸鮮明的火焰在皮膚上移動，上下來回於手指和雙手之間。看看發生什麼事了？你能看見先前察覺到的朦朧白光在移動嗎？

你可以持續操作這股能量直到滿意為止。結束時，緩緩地收回手指，將能量收回到心臟。深呼吸，返回日常的意識狀態。

2

精微圈巡守者
我們身體的四個能量精微圈

「不。」這是個完整的句子。

——安妮．拉蒙特（Anne Lamott）

把能量精微圈想像成精微圈的巡守者，這些巡邏衛兵是我們的內建程式，具有以下三個基本功能：

- **提供保護**：將無法支持靈性本質的能量阻擋在外。
- **過濾篩檢**：允許可強化靈性本質的能量進入，留住我們所需要的能量，並且讓我們身上的能量或訊息得以持續流出。
- **磁化**：把我們所需要的事物吸引過來，包括療癒、訊息、指導、人物、事件、工作、金錢、健康的關係、生命功課，以及其他更多事物。

就如第一章所說的，人體外圍環繞著多種不同形態的能量精微圈，其中最主要的是靈光場。在成長過程中，我們的靈體會啟動適合當時年紀的靈光場或能量精微圈，賦予它專有的獨特自我實相或程式。遺憾的是，我們的靈體不是唯一能對這些精微圈產生影響的力量。我們的父母、親友、祖先、學校、宗教機構、朋友、敵人、同事、上司、新聞來源、文化等等，不論是好是壞，都有機會發揮影響力。從長期存在的負面問題到一次性創傷等各種生命事件，也能妨礙精微圈的發展，使我們無法與真正的靈性本質和諧一致。

一旦精微圈受到侵犯時，會在能量上產生三種基本後果：

1.精微圈變得冷硬或停止流通：想像一面冷冰冰的牆壁，一靠近就會令人打寒顫、想停下腳步。同樣的，冷硬的精微圈也會讓他人遠離我們，察覺到我們不可親近，對他們漠不關心。無法流通的精微圈也會排斥好事或好機會，比如投資、升遷或新工作、療癒能量、碰到好醫生、溫暖人心的友誼、孩子的關愛與信任等等。當這類具有正面力量的人或經驗不斷被阻擋到一旁時，最後會使我們感到孤立與疏離。

2.精微圈變得具穿透性：可以穿透的精微圈是一道不結實的關防，無法抵擋外界的負面因素入侵。想像一下，你上戰場時帶的是一條爛抹布，而不是一把利劍，你可以撐多久？我想大約是十秒吧。一旦能量精微圈具有穿透性，就會很容易受到外界影響，這樣的你會輕易被忽視或受到利用、被占便宜，或無法獲得回報等。

3.精微圈遭到切割，滿是破洞：能量精微圈如果出現缺口，生命也會出現缺口，成為任何人事物都可以侵入的一扇門戶。如此一來，我們就會輕易從他人身上吸收到各種負面能量（比如疾病、窮困），進而流失自己的生命力。如果一生中經常遭受到惱人的事件，可能意味著個人的能量場中八成出現破洞了。

以上這些情況，還可能造成我們將在第三章會討論到的能量症候群。

我們的十二層靈光場各有不同功能，且攸關我們的健康與幸福感。例如，緊鄰皮膚的最內層靈光場，負責調節我們與性、金錢、事業成就和基本安全需求的關係。這道綠色的能量帶，對應的是關係、愛、改變及心之所向。外層中那一層金黃色（就我所看見的而言）的靈光場，向外延展到天際，負責迎接靈性瑪那進入我們的日常生活中。

我依據自己的研究、專業及個人經驗，將這十二層能量精微圈依功能分爲以下四類，並且賦予每一類型一種特定顏色：

- 生理（紅色）精微圈
- 情緒（橘色）精微圈
- 關係（綠色）精微圈
- 靈性（白色）精微圈

每一組精微圈內還有其他顏色組成的次組別，例如金色與銀色歸類爲白色家族成員，而黃色則屬於情緒家族。我將會在第四章針對這四類精微圈及其功能深入介紹。現在，先讓我們步上彩虹之路，去發掘每一類的精微圈內有些什麼，認識當每一類精微圈都健康時，人生會是什麼模樣，以及有哪些事物會危害到這些精微圈。

你健康嗎？生理（紅色）精微圈

當你專心想著紅色時，會想到什麼？生命、愛、刺激、情人、血、火、賽車、傷口。紅色會讓人聯想到有形物質，以及身爲生理性存在的我們所擁有的富足感，還有連帶而來的盛衰沉浮。

紅色精微圈的工作是要確保我們的人身安全，促使我們朝物質上的成功邁進。它負責濾除可能危害我們安全及潛在勝利的情況。紅色精微圈也透過強化我們所有的基本需求來加強生理及物質上的富足，包括身體健康。它們確保我們有個安全溫暖的住所，有符合我們生活風格及目標的衣物，有新鮮的空氣、純淨的水源及具療癒力的食物。它們爲我們帶來兩性關係，包括浪漫、持續、性滿足及甜美的伴侶關係。

紅色精微圈確保我們在金錢與財務上的穩定。不過，眞正的財務保障並不單是擁有足夠的金錢來付帳單後，還能剩點錢花用而已；它還涉及到了解金錢就像風箏尾巴一樣，當你擁有能實現理想的事業或工作，它自然會尾隨而來。我們是爲了對世界有所貢獻才出生的，對這個世界而言，我們本身就是貢獻。財務報酬只是整個方程式的一部分而已。我們有資格透過自己的努力來製造改變，並且爲此得到認可。

假如我們的人身不安全，就無法享有關係、金錢、事業、性，乃至美食和夢想的家。擁有人身安全，意味著我們自己和所關愛的人都受到保護，而且盡可能地遠離重大疾病、受虐、成癮或對物質及幸福的任何威脅。身體的安全與保障，是紅色精微圈帶給我們最重要的加持，因爲少了它，我們就無法享有其他福氣。

然而，即便我們擁有強勢的生理精微圈，生命仍然充滿危險與問題。我們隨時都有功課要學習，譬如拿安全來說，基本上是一種內在而非外在的成果。然而，狀態良好的精微圈可以確保當生命起起伏伏時，我們不會始終沉淪在低潮之中。

哪些事物會危害到生理精微圈？

遺憾的是，許多境遇和狀況都會干擾到我們的生理精微圈。每種境遇或狀況都有個漫長的能量問題清單，並且會導致下一章所介紹的七種症候群。以下情形都會導致精微圈變得冷硬、具穿透性或產生破洞，進而導致生理能量問題，對我們造成傷害：

- 身體遭到侵犯或受傷（或目擊他人經歷這些事件）
- 身體遭到虐待或成癮（或目擊他人經歷這些事件）
- 病痛（自己生病或是看著重要的人病痛纏身）
- 忽視；基本需求未得到滿足
- 財務出現嚴重問題或工作不順利，例如被排擠或受到不公平的責難
- 不受歡迎、不被需要、遭遺棄或持續受辱
- 出生之前母親有過墮胎的念頭，或在出生後送人領養
- 繼承家族性議題、信念及遺傳
- 表觀遺傳❶：先祖輩的記憶與程式編碼進入我們基因所處的化學湯之中；這些遺傳來

的記憶會導致上述所有情況，破壞我們的生理精微圈，即便這些事件是發生在先祖輩的時代

- 微嵌合❷：在母親懷我們時，將母親的細胞保留下來
- 外靈入侵

清單上的第一項是對身體的侵犯，比如發生意外事件讓身體受到傷害。當身體受到打擊時，會對能量精微圈產生立即的影響。這些精微圈的損傷，不見得能夠獲得療癒。雖然我們會因爲受傷而對身體造成長期傷害，比如發生車禍而失去一隻手，或因運動傷害導致雙腿失去功能等，但是倘若能量精微圈可以自我修復，我們就不會招致進一步的傷害，例如其他損害或傷痛。相反的，如果放任精微圈一直處於破損狀態，我們就會逃不過七種症候群帶來的傷害。

例如我有一個案主，她在十六歲時發生一場嚴重車禍。當時她開著車子載著母親和妹妹

---

❶在不改變DNA的前提下，透過某些機制引起可遺傳的基因表達或細胞表現型的變化。比如在某些關鍵時期，飢餓、狂歡、不當飲食、接觸毒物或甚至只是抽菸，都可能會影響你自己及下一代的「基因表現」。

❷每個人都有一些細胞來自他人，這種現象稱為微嵌合。例如，我們可能在母親懷我們時，將母親的細胞保存了下來；而懷孕的婦女也可能會得到胎兒的細胞。

外出，卻慘遭酒駕司機撞上，她母親當場死亡，妹妹腰部以下癱瘓。案主逃過一劫，只有輕微的脖子扭傷。她找上我時已經三十六歲，先前曾求醫無數，也找過靈療師，但對她都沒有幫助。她的症狀是：每當她想為自己做點好事時，比如請求加薪或安排度假，脖子就會嚴重抽搐到必須取消計畫。不僅如此，如果有人開口請她幫忙而她想拒絕時，也會經歷同樣的痛苦直到她答應幫忙為止。特別是她父親的要求更是如此，從幫忙打掃屋子到為他和新妻子做飯等等，什麼事都有求必應。

案主對車禍的罪惡感，讓她覺得自己要不停贖罪，而且不允許自己擁有任何恩典與美好的事物。無法寬恕自己就像一把楔子，卡在生理精微圈上，讓破洞無法閉合。不幸的是，其他人（尤其是她的父親）知道要如何溜進這個破洞裡，要求她犧牲自己來滿足他們的需求。神奇的是，當她學會關閉這個破洞，並向自己敞開心之後，能量精微圈被補滿了，她脖子的疼痛也消失了。同時她也學會了一件事：負責任，就是先把自己照顧好。

無論是性、身體、情感及（或）心靈上遭受虐待，都會使人一輩子自囚於痛苦之中，而痛苦會導致生理能量場隨之產生錯位，而使情況更加惡化。我接觸的案例中，在童年時受虐，或成年時遭到強暴，或曾經無助地目睹這些事件發生在他人身上，數目可能近兩萬人。身心受虐，不論是只發生一次或反覆發生，不論是發生在自己身上或是目睹他人遭遇，都會在生理能量場撞擊出破洞，而導致在下一章會討論的七大症候群。此外，只要其中一種精微圈受損，勢必會連帶影響到其他三種精微圈，使它們變得僵硬、具穿透性或是出現破洞。在本書第五章到第八章，我將會探討如何療癒受虐造成的能量問題。

我們往往認爲目睹虐待事件，我們自己不會眞的受到傷害。既然不是我們本身的經歷，又怎麼可能會跟受虐對象出現相同的問題？但其實你錯了，原因就是能量。

孩童通常無法將自己與他人清楚區分開來。他們無法辨別自己的精微圈從哪裡開始，而別人的精微圈又到哪裡爲止。因此，他們會將別人正在經歷的事，轉化成自己的經歷。比如說，如果孩子看見某人挨打，他們的能量會吸收那股攻擊力。如果這只發生一次，他們受傷的生理精微圈或許會復原。反之，如果反覆目睹攻擊事件，孩子的生理精微圈就會受到永久性傷害。結果就是，日後他們會吸引那些透過打人來釋放能量的伴侶，或者他們自己會長成透過打人來釋放負面能量的成人。

母親的遭遇特別容易讓兒童受到傷害。原因之一是孩童至少到三歲時，都還透過類似臍帶的能量管道跟母親保持能量上的連結，因此母親的經歷幾乎會直接透過這樣的管道傳遞給孩子。此外，母親不願接受或無法面對的任何能量，譬如受虐、疾病及成癮等問題，也會直接傳遞給孩子。這些能量也包括有問題的情緒、想法及宗教信仰，全部都會傷害到孩子的其他三類精微圈。

兒童的能量精微圈容易吸收他人能量，也是因爲他們的單純天眞。他們會無條件給予愛，他們尚未與自己的心悖離，而人體的心所製造出來的能量場最大。孩子們吸收他人的負面能量不是爲了傷害自己，而是因爲他們愛所關心的人，想要幫助他們。

重點是，有害的力量是眞實的能量，會對生理造成影響，而且能永遠卡在精微圈之中，直到我們能透過治療或能量方式小心翼翼地將它們移除爲止。它們在生理精微圈中所造成的缺口，會不由自主地呼喚與最初受虐時所體驗到的相同遭遇。

你還認爲能量不會吸引疾病上身嗎？再細想看看。長時間經歷自身或他人的病痛，會使人容易接收別人的疾病及困頓，直到我們能把生理精微圈的破洞塡滿爲止。我有個案主曾經罹患過三十多種疾病，從白血病到帶狀疱疹，不一而足。你猜原因是什麼？原來在她的成長過程中，母親一直在生病。一直到生理精微圈的破洞閉合後，她的生病模式也跟著清除了。

任何生理、情緒或關係的創傷，諸如遭遺棄、被排擠、被忽視、受虐或長期處在貧窮之中，都會對生理精微圈造成傷害。我有個求助的案主，母親在她年幼時就過世，長大後她成了一個購物狂，有趣的是她只買紅色衣服。原來，她的母親最愛穿紅色衣服，而且車禍喪生時穿的正是紅色衣服。在坦誠面對遭遺棄的問題之後，她毫無節制的花費行爲也停止了。

我還幫助過一位十五歲的女孩，她母親懷她時曾有七次想墮胎。女孩的生理精微圈遭到墮胎企圖的撕扯太多次，已經蕩然無存了。因此，別人要她做什麼她都全盤接受。朋友吸毒，她也吸；朋友蹺課，她也蹺；有人要她幫忙寫功課，她就寫。十五歲時她會溜出門，四處爲了幫朋友籌錢買毒品而援交。她一直以來都有接受治療，但情況毫無起色，直到我要她把一個娃娃帶在身邊一週。她的工作是幫娃娃穿紅色衣服，並照顧它。一星期後，她拒絕了新男友的性要求。然後她搬到阿姨家、轉學，開始努力讀書，每科都得到優等成績。

同樣的，外靈入侵也能傷害我們的生理精微圈。我有個案主，一直被某個祖先靈體折磨。這位祖先生前酷愛喝琴酒，現在其靈體化成聲音來騷擾後人，強迫他每晚都要喝酒，以便透過他的狂飲來感受酒醉的高潮。這個靈體利用的也是患者生理能量場的破洞，因爲患者長期被酒醉父親痛打而不斷衝擊生理精微圈。最後，我們把靈體驅離、封閉破洞，那股強迫感瞬間就消失了！

有個新興領域稱爲表觀遺傳學，開啓了另一種看待生理能量的方式。表觀遺傳學研究的是基因周圍的化學湯，湯中包含了先祖輩的記憶與印記。比如說，如果你的曾祖父失去了祖傳農場，認爲自己是個無用的失敗者，你就會直接繼承他的失敗症候群。同樣的，某個世代的貧窮或精神疾病等等經歷，也會傳遞給後代，並且決定哪些基因會被開啓或關閉。①訊息會跨代轉移，而此訊息改變的不僅是基因，我認爲它也改變了由我們的ＤＮＡ和細胞散發出來的能量場。這意味著，我們的祖先可能正在透過我們體內個別細胞的能量場，告訴別人如何來回應我們。

另一個稱爲微嵌合的重要研究領域，已經證實母親的細胞可以在我們離開她的胎盤後許久，仍然存活在我們的體內。事實上，出自母親身上的許多細胞會一輩子活在兒女體內。這些細胞若能和我們自己的細胞和平共處，可以支援我們的免疫系統，防止我們得到從糖尿病到癌症等各種疾病。反之，如果這些細胞和我們自己的細胞不合，我們的身體就會攻擊它們，引發許多疾病。②我認爲母親的細胞和所有細胞一樣，也會散發出自己的能量場，在我們體內產生生理反應。

簡言之，每一種生理侵害，無論是最初的傷害或後續的傷害都會破壞生理能量場，進而引起各種問題。一旦生理能量場出現裂縫，就會發展出其中一種或七種症候群。

你快樂嗎？情緒（橘色）精微圈

橘色是情緒能量精微圈的代表顏色，這組精微圈會帶領我們走向令人愉快的機會，並遠離不悅。它們能讓我們將所謂的負面感受，包括恐懼、悲傷、厭惡和憤怒等，轉換成喜悅，並激勵我們在體驗生命的好、壞與醜惡中，採取能幫我們變得更成熟的態度與行動。

情緒是夾帶著感受的信念。它們之所以爲橘色，是因爲在能量系統中，紅色代表深層覺知或感受，而黃色代表思緒，兩者加在一起就是橘色，這是兩種獨立的認知與體驗的結合。

信念是對現實狀況的觀點，感受則是一種源自身體的訊息。信念告訴我們該感受到哪些感覺，而感受告訴我們要拿信念怎麼辦。當我們處在反應模式時，很難弄清楚該從何者開始處理，但假使我們擁有功能健全的情緒精微圈，生活就會變得容易許多。至少，它們能爲我們爭取時間，讓我們可以去體會當下的感受、發現感受所要提供的重要訊息，並思量我們要採取的反應。這層情緒緩衝，能夠確保我們對於生命中出現的刺激做出正確回應，提升生命品質，不會對自己或他人具破壞性。

想像一下，你的母親不准你帶男友（或女友）回家過節。你很生氣，覺得不受尊重。但你有強健的情緒精微圈，所以知道你所感受到的憤怒並非因爲母親，而是自己。你知道她的舉動是因爲她本身的緣故而不是你，所以你不會反應過度。反之，你會尊重憤怒情緒帶來的訊息：亦即你需要保護性的精微圈或空間，以便根據自己的價值體系來做決定，而不是隨著你母親的問題起舞。此外，你的憤怒也會改變你自己的價值感，它告訴你你理應得到尊重。於是，你的回應可能是：一告訴母親，只要男友（女友）能參與，你很樂意回家過節。二是你邀請母親過來你這裡，讓你們三人一起過節。

如果情緒精微圈變得僵硬、具穿透性或出現破洞，就會混亂你的感受和想法。當你對母親的禁令感到生氣時，你的反應可能會是以恐懼爲基礎的三種表現方式之一：不知所措、起而對抗或逃離。

你或許會告訴自己你無權對任何人生氣，尤其是自己的母親，因此你會不知所措，並告訴自己要順從母親的意思以求平和。你也可能把自己的逃避解釋成過節本來就只限於家人，或者心想：「媽媽一向知道怎麼做最好。」也許你會在節日當天，謊稱生病而偷溜回家過節，但罪惡感將會導致你把怒氣爆發在男友（女友）身上，就能量層次而言，你是把應該發洩在母親身上的怒氣傾倒在情人身上。

但你可能會選擇對抗，告訴母親你再也不想跟她說話。以這種不經思考的反應來取代眞實的感受，取代詮釋自己的感覺和需求，這是最不健康的替代方案。

另一種典型反應是逃離：買張機票去度假，把男友和媽媽都拋到腦後。但你錯了。當你不願去感受，而是在恐懼反應下草率做出決定時，只會使你更加不安，把能量精微圈上的傷痛再撕裂一次。這三種反應對誰都毫無助益，包括你自己。

哪些事物會危害到情緒精微圈？

哪些事物會危害我們的情緒精微圈呢？主要因素包括：覺得受到漠視、吸收他人的感受，以及心中抱持不成熟的信念。這些情況會導致我們的情緒能量變得僵硬，覺得孤獨，與自我失去連結；精微圈具穿透性，導致出現瘋狂的感受和飄忽不定的情緒；精微圈出現破洞，讓我們被情緒淹沒而感到筋疲力竭。

「遭到漠視」的感受，意思是指別人應該注意到我們的感受，但他們卻忽視了或認爲我們的感受沒有任何意義。這種經驗若是一直持續下去，我們會覺得自己可有可無，毫無價值可言。多數時候，我們對於別人漠視我們的感受，還可以一笑置之，不會對心境或情緒精微圈造成永久的傷害。比如說，銀行櫃員擺張臭臉，可能是因爲她那天過得不順利，或者她只是個不懂禮貌的人，不論她爲何如此，都跟我們無關。但某些漠視所造成的傷害不僅深刻，還會糾纏不去。當他人（尤其是我們所關愛的人）不珍視我們的感受或不珍視我們時，我們也很難珍視自己。

持續不斷的殘酷對待、嘲笑、羞辱、責難、愧疚感或忽視，都能引發能量精微圈的回應。能量精微圈爲了保護我們，可能把圍牆築得越來越厚，或是變成有滲透性的薄膜來隱藏我們受傷的感受。它們也有可能無法修補接踵而至的負面感受所造成的巨大破洞，因爲這些負面感受從來不曾停止攻擊它們。

如果跟那些無法或不願面對自身感受的人長期相處，我們的情緒精微圈也會受到傷害。有時候，他們會否認自己的感受，讓我們去接收及經歷那些情緒，這樣他們就不必親身去經歷。更糟的是，有些人會在能量層次上將他們的情緒塞給我們，直接穿透我們的能量精微圈，使我們不知所措、困惑不已。

在男女關係中，我經常看見情緒能量體受創。最常見的是，男人在成長過程中覺得自己從未受到認可或重視，這會讓他覺得受傷或沮喪。但這樣的情緒狀態會顯得缺乏男子氣概，因此自艾自憐的情緒會轉化成比較容易接受的憤怒。然而，慢慢累積的憤怒會讓人很不舒服，能量必須找個出口，於是最後就把自己的情緒精微圈衝破了，或者是從精微圈上原本的破洞逃竄出去。

典型的外在表現是說出連串傷人的話語，或是出現挑釁的行爲，甚至是肢體暴力。例如，他們可能答應要幫配偶做個計畫，結果卻忘了截止日期；或者答應要去托兒所接小孩，卻臨時以「工作太忙」推托。在這兩個例子中，他們的另一半都要被迫去處理危機。當他們跟沮喪、悲傷或失望等眞正感受越疏離，就越難以傾聽自己眞正的情緒，並且誠實以對，因而無法對情況做出正確反應。這些問題會衍生出短期和長期的後果，包括疾病和壓力（由累積的情緒造成）、缺乏決策能力、傷害或終止兩性關係。

這類男人的女性伴侶，經常會把男人的憤怒吸收到自己的情緒精微圈中。身爲女人，往往會被教養成要照料他人的需求。年輕時，他人的情緒會滲透到她們的能量防護罩之內，造成破洞或使之變成可穿透的薄膜。不知不覺中，她們的能量精微圈開始向外無言呼喊：「這裡，在這裡！我可以包容你的憤怒。」於是憤怒就來了，而女人會以痛苦或受傷害的形式來體驗它，而她自己愛的能量卻隨之流失了。

在我們的身體內，心靈能量（psychic energy）或精微能量（subtle energy）可以透過脈輪轉變成生理能量，脈輪也可將生理能量轉化爲心靈能量。因此原本是心靈毒素，在被轉換成生理毒素後，會製造或強化發炎現象，導致數十種不同的疾病，包括慢性疲勞症候群、關節炎、心臟問題乃至癌症。

忽視自身感受的羞愧感，同時攜帶著他人的情緒，也會增加女人已有的自我嫌惡感，或進一步降低自我價值感。可憐可悲的自我形象會導致更多問題，包括厭食、暴飲暴食、成癮或強迫症等，例如酗酒或購物狂。這些問題也包含了許多較不強烈的上癮問題，例如對宗教或靈性成長的倚賴，或是自我犧牲來照顧他人的關係成癮症。

當女方拒絕繼續接收男方釋出的憤怒而準備對抗時，這樣的成癮模式就會完全終結，我在一對夫妻身上就看過這種情形。個案的丈夫總是一直怒氣沖沖，經常脾氣失控；而妻子總是默許他的各種無理要求。如果他大吼說肉燉得不夠爛，她就另外煎牛排給他吃；如果他大叫說她無法滿足他的性趣，她就穿上性感衣物。然而，她的內心不但深受傷害也怒火中燒。

每回她對丈夫讓步後，就會躲到洗衣間裡大吃巧克力或奶油蛋糕。這個壞習慣讓她體重暴增，進而讓她更覺得羞愧，身體也開始出現病痛，還換來丈夫不斷的無情批評。她來求診時，正打算離開他。後來，我們完成了她的能量場修補工作，但現實人生並沒有馬上變好。她丈夫的暴怒責罵更嚴重了，直到他發現這些舉動沒有任何效果。有天晚上，他突然哭了起來，請求她的協助。原來他小時候曾經遭到性侵，但從未告訴任何人。

雖然我看見的多半是男人把自己不舒服的情緒能量推給女人，但反過來的情況也很容易發生。這種情形也會發生在同性友人或小孩身上，換句話說，任何人都有能力將負面情緒能量推給別人，而能量精微圈有破洞或容易被穿透的人，都很容易吸收這些能量。

很多人是在失能家庭中長大的，這些家庭通常有酗酒或藥物濫用、各種類型的忽視、性問題，或情緒及言語暴力等特徵。這些失能行爲，通常都是情緒精微圈失去健康的元凶。

以我爲例，我的雙親都酗酒成性，尤其是我父親，幾乎每晚都會大灌馬丁尼，以此逃避自己的感受。因爲我深愛父親，所以吸收了那些他拒絕在外的感受，譬如沮喪、恐懼和憤怒等。同時，我也接收了家中每個人的情緒。我知道誰是悲傷的，誰是快樂的，誰討厭自己的工作（我父親就是其一），又有誰樂於工作。於是，我的身體隨時充滿了各種我並不了解的糾結情緒和感受，無法將自己的感受抽離出來。我不僅缺乏篩檢他人感受所需要的情緒能量，而且家人的各種情緒入侵也迫使我接收了每個人的一切，包括他們的想法、需求、夢想和責任。

缺乏情緒能量會使人連站都站不穩。情緒就是力量，它們是運行中的能量，或者說是促使我們度過人生的能量。倘若我們吸收了他人的情緒，就會感到耗竭無力、毫無動力，因爲我們缺少了自身的情緒燃料。

我曾幫過一位年輕女孩，她的情緒嚴重受損到無法獨自做出任何決定。她有個富有的母親，卻也是個直升機媽媽，隨時都盤旋在女兒四周掌控著她，甚至在十年內幫女兒轉了十三所學校，只因爲她不喜歡學校對待女兒的方式。事實上，每當女兒表現得稍微主動積極一點，身爲母親的她就會無情抨擊、發飆，還把女兒從學校帶走，讓她見識到什麼是傲慢無禮。她讓女兒變得完全沒有個性、而且養成了懶惰習性。當你不管做什麼事都會惹到母親時，還會想自己跨出一步嗎？不僅如此，女孩所交往的朋友也都用跟母親一樣的方式對待她，這掏空了她的內在。她開始對環境中發生的任何改變產生抗拒心理，從太陽黑子到小花盛開，或是她最親密的朋友——寵物狗的感受，所有外界事物的改變都會影響到她。她受到的情緒虐待，讓她的能量精微圈破亂不堪。所幸，她對我教她的某些技巧有所回應，在上了大學後勇敢到能夠開始接受治療。

情緒創傷可以發生在任何情況下，但也永遠會緊隨著肢體暴力而來。例如，童年時期受到性侵的成人，不僅生理精微圈會衰退，情緒精微圈也會受損。同理，一個人如果小時候生病時長期遭到忽視，或是手術後無人去醫院探訪，他們的情緒精微圈也會受損。

我有個例子是一位腸癌二期的女士。她腹部長了一顆籃球般大的腫瘤，即便她接受治療多年，腫瘤還是持續長大。後來她回想起童年時，父親只要一喝醉，就會打她的肚子，傷害女兒能使他的情緒好些。她的父親把自己的惡意擊入她的腹部，長久下來在她的體內埋下腫瘤種子。他侵犯了她的生理精微圈，但沒有人在乎，母親和當時同住的叔叔都不曾阻止過父親的行爲，這樣無情的事實，也傷害了她的感受和情緒精微圈。一回想起這些過往，她就會淚流不止。

我教她一些我們將在第四章介紹的技巧，後來她的情緒精微圈開始修復，身體也慢慢好轉。坦然面對受虐經驗加上療癒它所帶來的能量效應，把惡性腫瘤轉化成良性腫瘤，而且縮小到可以動手術切除。

虐待是企圖排除自己的負面能量，並偷取他人正面能量的做法。施虐者內心想著：「有人可以替我承受時，我何必要緊握著這股感覺不好的能量？」強暴、羞辱的言詞、被動式挑釁行爲及各種失能行爲，都會在他人的情緒能量層上衝擊出破洞，好把自己不想要的感受丟進他人的能量系統中。在這同時，施虐者還可以透過這些破洞從受害者身上吸取正面能量。「何不順便拿走我想要的呢？看看這些美好的能量！」施虐者的內心如此想著。受驚嚇的受害者於是流失了本有的資源，而這正是要用來回應施虐者所需要的。受虐的情緒效應，往往是造成疾病、情緒失調或任何極端情況的一項因素。

情緒能量層面的挑戰，還有另一項因素與信念有關。信念是幫我們做決定的感知能力，基本上它們就是想法。情緒上的不當對待，以及所造成的精微圈失常，會僵化我們的想法，使我們相信自己不配、不值得、一無可取。如同感受，想法也是一種能量，同樣能把精微圈戳出破洞，抹煞良好的感覺，在心的四周架構起冷硬的牆面，把生活變成一場惡夢。

我們一天會出現五萬到七萬個想法，其中有四萬至五萬六千個想法是負面的，而我們只對其中一百到三百個負面想法有所覺察。根據狄帕克·喬普拉（Deepak Chopra）醫師所言，這些想法中約有九五%是不會隨著時間改變的。③加州的心能學會（Institute of HeartMath）研究負面情緒的力量，得到的結論是負面想法會影響心臟能量場，導致大大小小的失能與疾病，包括高血壓、心臟病、消化不良、疲勞及失眠等。反之，正面情緒則會創造出更健康的身體、更和諧的社群及更富足的狀態。④重點就在於「心臟能量場」，這股由心臟向身體四周以脈衝方式散發出的電磁能量，會創造機會讓我們跟周遭的人分享所有美好與不美好的事物。

本質上，情緒精微圈與關係精微圈息息相關，而關係精微圈則是我們通往天堂之階的下一級階梯。

你受歡迎嗎？關係（綠色）精微圈

綠色是新生命、草皮、嫩葉、新鮮和夢想的代表色彩。綠色是由太陽的黃色與蒼穹的藍色結合而成，它也代表了你的關係能量精微圈，負責將所有組成你的各個部分與你自己、神性及全世界的能量場串連在一起。

良好的關係能促進正義、公平、榮耀、勇氣和其他崇高的美德，所有這些都要透過精確、充滿愛的溝通、關懷和悲憫才能蓬勃發展。關係也需要適當的關係精微圈，一個能把我們與他人區分開來，同時也能跟他人相連結的精微圈。最理想的是，這些能量精微圈會驅離不善之人及任何危險，並迎接能帶來喜樂的朋友、伴侶及各種夥伴（甚至是動物）。

每個人或多或少都經歷過不完美的關係，有時我們會覺得這種關係不是自己能選擇的，或許眞的如此。比如說，我們無法決定公司會派誰來當主管；也無法選擇誰來當自己的親戚或孩子，至少不能像看型錄挑東西一樣。但我們可以選擇如何回應他人，除非我們的關係精微圈已經扭曲或變形。

擁有強韌又流暢的關係精微圈，就像是在心上加了一條拉鍊。你可以決定何時把心打開來讓某些人進來，或者何時走出去跟人往來。累了或需要獨處時，可以把心的拉鍊拉起來，不讓別人干擾。

健康的關係精微圈，會吸引能夠支持我們靈性任務與核心人格的人。這樣的精微圈就算沒能完全排斥，也能將可能傷害、嘲笑或貶低我們的人遏阻在外。它會啓動我們的直覺，如果面對的人帶有負面傾向，我們會抽痛、覺察，有種不好的感覺，甚至會心悸或輕微頭痛。假如這個人很可怕，我們的內在訊息會搬出所有的停止訊號：我們的心會怦怦跳，身體會發抖；沒碰到任何東西，東西卻因我們在場而倒落，因爲我們的精微圈傳送出非常強烈的信號；我們會做預知夢，告訴我們如果接受那個人進入生命中，一切都會出錯；或者神性自我會直接或透過朋友對我們說話。

能量精微圈能透過特定的身體器官——心臟，和它所散發的能量場來保護並警告我們。我們體內這個最具電力與磁力的器官，是確保你在建立精微圈時可以帶來好關係、阻絕危險的一個關鍵。

心臟的威力已有許多證據可證明，它的磁性組件所製造出來的磁場，是大腦磁場的五千倍，而它的電場則是大腦電場的六十倍。心臟的磁場，即使你在離身體數尺之外仍可測得。這個只有拳頭大小的器官，會受到各種情緒和關係的強烈影響，而最正面的關係能製造出在身體和心智層面都可測得的健康結果。此外，我們心臟的電磁場（稱之爲關係能量場），會與他人的心臟場互動，交流感受，甚至使心律同步，即使那些人不在現場也一樣。⑤

心能學會已證實由心臟製造出來的電磁場會滲透進身體的每個細胞，使得每個細胞同步化。事實上，心跳的節律還創造出「場中之場」，強烈到能夠改變母親子宮中胎兒的DNA與細胞。⑥

正面的關係精微圈確保我們擁有快樂的社交生活、充滿關愛的社群及好朋友。居住在友善社區裡的人，比疏離的人更長壽、更快樂，也更富足，這是眾所周知的事實。他們少有心臟疾病，整體健康都更好。當我們置身在充滿愛的環境時，心臟所製造的荷爾蒙和其他化學成分，能在每個層面上使我們達到最健康的狀態。這是因爲心臟不只是個器官，還是個威力強大的能量場。當我們接觸或靠近他人，甚至是想到彼此時，其中一人的心臟訊號能夠影響到其他人的腦波律動和情緒。這意味著，心臟能量場或關係能量場攜帶著重要的關係訊息。事實上，由心臟散發出來的訊息，會以能量方式告知別人該如何對待你。⑦

如同古希臘哲學家索福克里斯（Sophocles）所說的，愛這個字「使我們擺脫生命的沉重與痛苦」，然而，如果少了包圍著我們、溫暖如初陽的關係精微圈，我們注定要面對相反的命運。

哪些事物會危害關係精微圈？

我曾跟某位男士交往過一陣子，他人真的很好，但我心裡總覺得哪裡不對勁。我很多朋友都認識他，但我就是找不到合理的理由去落實我的懷疑。有一天，他的一位好友來找我。

「辛蒂，我想警告妳。」他說。「他不是個好傢伙。」

這位朋友沒有證據，但一直懷疑我正在交往的男人可能居心不良或心性冷酷。這個警告與我的心思不謀而合，所以我當晚就跟新男友分手了。

我的心從一開始就知道不對勁，在我沒有立即聆聽後，心的能量場又找來了一位信使強迫我聆聽。適當的關係精微圈會將他人或團體真實的本質展現出來，假使我們不肯聽，它們會把援手吸引到我們面前。問題是，關係精微圈並非永遠處在自動防護狀態。如果精微圈缺乏彈性，我們會變得孤立；精微圈太稀薄，我們會受到迷惑；精微圈出現破洞或裂縫，我們的人際關係就會變得支離破碎。

上述任何情況都會給我們帶來麻煩。或許我們會一再地與同一種男人或女人相遇並結婚，或許總是碰到惡劣的主管。也許我們會經常吸引到需索不斷的人，要我們處理他們的問題，卻幾乎不給予回報。也許我們會被活動和生產力壓得喘不過氣，而其他人卻喝著可樂在度假。有些人天生敏感，能夠察覺到生者與死者的每個情緒、活動或需求，卻沒有人能照顧他們，比如療癒師們就是如此。世界上到處都是想把自己的問題傾倒到他人能量場的人，並以竊取我們的愛來回報。

若是缺乏健康的關係精微圈，我們會陷入至少一種能量陷阱中，讓餘生都處在痛苦的懷疑中，無法評估某個人或團體所說的話、所做的姿態和想法是否爲眞。我們不知道何時該信任誰、又該相信什麼。

我們都曾坐在某人身旁，聽他或她充滿詩意地稱讚我們，也許是讚許我們長得很好看，或許稱讚案子做得很成功。但萬一，你無法分辨他們是在說眞話或是在扯後腿呢？萬一你因爲關係精微圈扭曲而做出錯誤的評估呢？你或許會交到一個讓你失去工作的朋友，跟讓你人財兩失的人結婚，或是把孩子交給會虐待小孩的保母照顧。

究竟哪些事物會傷害關係精微圈，嚴重到使我們吸引或承受充滿傷害的關係，而跟具有支持力量的正向關係錯身而過呢？怨尤會折損我們的心，要一一列出原因則是一份長無止境的清單，這個事實本身就是個悲劇。打開新聞頻道，我們看到的是慘遭殺害的兒童、被強暴的弱勢婦女，或是被當作賺錢機器的男人。即使在家中，也可能暴露在成癮、羞愧、言語與肢體暴力、種族歧視、貪婪或冷漠的環境下，而導致關係精微圈不再對愛有所期待。因此，即便我們天生就擁有一顆完整的心，但很少人能在走過童年後仍完整無損。

若用一句話來統括傷害關係精微圈的那些林林總總的因素，那就是**負面性**（negativity）。

如前面所述，心能學會證實負面性是壓力來源，而壓力本身則是心臟疾病、焦慮症等多種疾病的肇因。⑧一九九六年，史帝文·布朗（Steven P. Brown）及湯瑪士·雷（Thomas V. Leigh）在《應用心理學期刊》（*Journal of Applied Psychology*）發表的研究指出，負面性是造成職場壓力及心理受挫的主要原因，從而導致重大疾病到關係破裂等所有問題。當人們受到不當對待，例如成爲刻薄玩笑的目標時，就會變得焦慮、恐慌、偏執與絕望。⑨

此外，童年受虐或是在負面環境中成長或上學，或是被迫在負面環境中工作，都會破壞關係精微圈。我相信每個人的關係精微圈都有傷痕，因爲我們天生都需要關係才能生存、茁壯，而負面關係避也避不了。

好消息是，我們天生的設計會對愛自然做出回應，這表示我們有能力修復關係創傷，從中復原。但是我們必須先有意願回歸愛，而這將是本書第八章要討論的重點。

靈性（白色）精微圈：地球和平

我們是來體驗物質現實世界的靈性存在，這不就是個值得慶祝的偉大事件嗎？可惜我們多數人受到的教育是：這個日常生活的世界，不如天堂裡的世界神聖。事實上，整個地球就是個良善的祭壇，只不過通往神聖和喜悅的生活之路必須是智慧的選擇。然而，智慧往往得來不易。

靈性精微圈既是保護層，也是目的地，它是喚醒我們看見萬事萬物能力的一把鑰匙，而所有事物，不論其外觀爲何，都是靈性的存在。這道最外圍的能量精微圈，顏色是接近透明的白色。你可以把它當作是你的第一道防禦層，它會問道：「這股正要進入的能量跟我的靈性自我是否契合？」接著再問：「從我之內升起的能量訊息，是否能將我的實相與世界清楚溝通？」

健康的靈性精微圈反映出我們永遠覺醒的靈性本質，允許能凸顯靈性力量與天賦的能量進入，並將愛散播到世間。就許多方面而言，這層精微圈是最重要的，因爲它照亮了我們眞實的自己，幫我們成爲本該如此的自我。

許多信仰認爲置身在特定的宗教場所裡，能使我們更靠近神性，但我們不應只有在教堂或有人看見時，才讓自己充滿靈性。我們是天人，出生到這裡是爲了將這個世界轉化爲天堂，還原成它本來的面貌。要做到這點的方法沒有對錯之分，只有愛與不愛的差別。通往究竟實相的途徑並非只有寥寥可數的幾個，但許多人卻深信不疑。因此，我們的靈性精微圈既是一道階梯，可以讓我們通往正在建造的樂園，同時也是我們在學習認識自己的同時，確保我們能夠安全的保護膜。

如果靈性精微圈完整無缺，我們將會知道不論我們的日子過得如何，自己都是靈性的存在。不論我們是生病或健康、沮喪或快樂、擁有良好的婚姻或單身，都會知道我們自己是活著的和死去的、有形的與無形的、自然的與超自然的靈性家族的一份子。我們是慈悲良善的，擁有生命的終極目標，隨時都能保持平和寧靜。

在現實層面上，我們會接受我們來到地球是有目的的，而這個靈性任務必須自己去完成。我們的目標不必是世人眼中的崇高目標，我們也不需要特意表現得很虔誠。我們的靈性任務或許包括爲人父母來照顧子女，或是照顧好案主的內在小孩。不管你是靠計算數字或雕刻墓碑來養活自己，有意義的生命其實跟我們如何維生沒有太大關係，要緊的是我們如何成爲自己所能成爲的模樣。

透過日常生活努力活出我們的目標，就能更貼近認識神性自我，喚醒直覺能力，並學會精通身爲人類的一切，包括控制壞脾氣或準時付帳單等等。

哪些事物會危害靈性精微圈？

破損或受創的靈性精微圈會在你的人生中製造出各種負面結果，包括疾病（生理和精神的）、貧窮、負債、憂鬱、焦慮及恐慌症。下面是幾種破壞靈性精微圈最常見的原因：

- 宗教上的罪惡感與羞愧感，例如在不准女性發聲的教會中被教養長大的女性。
- 偏狹的信仰觀念，例如被告知你的觀點對神不敬。

●不人道的信條，例如禁止跟不同宗教組織的人談話，或在婚姻中不能有性行為，否則就是有罪的。

●宗教狂熱與洗腦，比如宗教領袖有權為信徒的幸福做決定。

●宗教儀式性侵害，神職人員利用超自然或宗教信仰為藉口，透過某種儀式讓信徒順從神職人員施加的傷害。

●恐怖主義、殺人、放逐或高壓統治，尤其是以神之名採取的行動。

●歧視，例如宣稱上帝只愛男人不愛女人，或是只愛白人不愛黑人。

●政治壓力，例如被告知必須成為基督徒才能加入某個黨派，或是加入某個黨派就不是基督徒。

●堅持你與神性是天差地別的任何訊息或操弄手段。

●會引發強烈的羞愧感、自卑感、無力感的訊息，或是會讓你覺得自己一無是處或卑劣的訊息。

●企圖控制人類的祖靈或實體。

我個人發現在清理生理、情緒和關係精微圈時，若能結合靈性精微圈的療癒，會是最快速有效的做法。因為，真正的療癒源頭就是性靈。

身為療癒師，我曾經連續好幾天接著一通又一通需要療癒靈性精微圈者的電話。他們可能不知道自己爲何會打電話給我，或自己需要哪種療癒。其中有位女士一直受到莫名聲音的折磨，嚴重到被認爲是精神分裂。她是由精神科醫師轉介過來的，確定已排除了精神分裂的可能性。她從小生活在基本教義派的基督教社會裡，他們認爲女性不能擔任重要的神職，而且只有男人才能在教會中說話。該教會宣稱任何直覺力都是邪惡的，而反抗教會信條的人都會下地獄。

案主是個體質敏感的人，打從她有記憶以來，就能看見人們四周的鬼魂和色彩，還能聽見天使和亡者的聲音，以及洞悉家人的想法與感受。由於她能感知到這一切，所以被視爲是邪惡的，來自家人和教會的不斷批判與壓力擊毀了她的靈性精微圈，這樣一來，反而更強化了她的靈性敏感程度。進入青春期後，在荷爾蒙的作用下，她的靈性精微圈弱化得更嚴重，她開始聽見新的聲音，許許多多的聲音讓她不堪其擾。最後，只能吞下大把大把治療精神分裂的藥物。

後來我教會她如何重新打造靈性精微圈，那些聲音就停止說話了。如今，她已完全擺脫精神分裂的問題，除了要服用安眠藥入睡外，不必再服用其他藥物了。如今她運用她的天賦成爲一位能量療癒師，開創成功的事業。

另一位案主患有嚴重的骨質疏鬆症，醫生開的藥物完全不管用。她的體重不斷下降，健康狀況持續走下坡。在跟她談過之後，我知道她在烏克蘭長大，她加入的教會倡導犧牲奉獻的觀念。她對這個訊息的詮釋是：要做個好人並得到愛，就必須不斷工作、工作、工作。然而，她賣力的工作卻往往沒有金錢上的回報，也沒有得到旁人的協助。她不僅把自己的能量送給她所遇見的每個人，連亡者也沒有放過她，每晚都有她所謂的「聖者」來糾纏她。他們在她面前列隊走過，伸出雙手要求祈禱和祝福。猜看看，她給了他們什麼？自己的骨髓。

這樣的日子耗竭了她的能量，連帶的身體也耗竭了。她強烈的卑劣感建立出有害的能量模式，於是我們利用第四章所提到的技巧來轉移她的靈性精微圈，不久她的骨質疏鬆症就開始好轉了，也不再覺得她必須先自我犧牲才有資格擁有愛。

療癒的主要工作，就是將自己從卑微、一無是處的重擔中釋放出來，如此才能擁有眞正的自我。從沮喪憂鬱到儀式性虐待，我們可能是各種反覆性疾患的受害者，這是因爲他人從我們身上汲取靈性天賦和能力卻沒有任何回饋，讓我們因而遭受折磨。我們可能如此深信：爲他人他事服務，遠勝過爲自己而活；我們的工作是犧牲與執行任務，那才是通往天堂的唯一道路。

具靈性敏感體質的人，如果過度暴露在隱形的能量中，往往會遭受最可怕的精微圈問題。沒有靈性精微圈的防護層，他們會成爲黑暗力量滲透的獵物。當然，類似的情況也會發生在缺乏任何一層能量精微圈的人身上；他們會流失自己的能量，隨時吸收著這個世界和超自然世界的靈性殘骸與漂流物。我最常見到的後果是所謂的情緒障礙、注意力缺失症（ADD）、自閉症、精神分裂和躁鬱症。身爲療癒師，如果自己的靈性精微圈受損不完整，往往會被拖進永不停息的工作中，他們誤解了自己肩負的靈性任務，以爲助人爲快樂之本，是高尚的好事，但完全不顧及自己的生活或能量，這絕非好事。對環境敏感的人，也就是與存在體和自然界力量有所連結的人，往往會發現他們的能量都耗用在支援自然界了。

總之，能量精微圈是讓我們成爲眞正自己的關鍵，也是我們得以在這個對靈性事物幾乎一無認知的世界存活下去的關鍵。

四種能量精微圈的整合

許多人生活中所面對的問題，都會涉及到兩種以上的能量精微圈。以體重問題來說，通常需要處理全部四種精微圈。多數有嚴重體重問題的人，生理精微圈通常穿透性太高，因此他們的身體如實地呈現出這個問題，而且往往會連帶出現其他問題。比如說，這些人往往會迎合他人感受，推翻自己的感受，這是情緒能量問題；他們經常無法表達出眞正的自我，這是關係能量的問題。此外，他們通常不認爲自己很重要，這是靈性能量的問題，並導致他們會緊抓著過多的有形物質不放。因此診斷及治療體重問題，是相當複雜的工作，必須先釐清問題的源頭在哪裡。

理性上，你應該會好奇該如何有意識地調節身上這四種能量精微圈，爲自己創造安全與快樂的生活。但其實，你不需要特別這麼做，我們只需要做好整合工作，讓所有事物都能和諧同調地運行就行了。一旦我們眞的達到一致或同調，還能邀請所有事物共同參與這場遊戲，如此一來，我們就能創造出越來越多的良善與愛。

練習 彩繪你的世界

想體驗能量場的色彩頻率，並看見它們如何彩繪你的世界和生活嗎？

請在一週中挑出四天，用衣櫃裡的衣服來展示這些能量色彩。第一天，以紅色系為主（如果不想穿在外頭，可以穿紅色內衣褲或襪子）。另一天以橘色系為主，然後是綠色，最後一天，叮噹，你猜對了，以白色衣服為主。

穿上當天的主色系衣服之後，再重讀一遍與該色系相關的能量精微圈資料。允許你內在的靈性去啟動相關的能量精微圈，維持一整天。注意自己的感受為何，身體有何反應，以及周遭人們的反應又是如何。你的回應有什麼改變嗎？有哪些改變是你想永遠保有的？若有的話，請求你的內在自我幫你保有這些改變。

3

靈性症候群
能量精微圈特有的問題

我好幾次聽見別人把我的名字和彼得潘症候群聯想在一起。但說真的，彼得潘到底有什麼不好？他會飛，他是夢想與信念的象徵。

——電視製作人馬克・伯內特（Mark Burnett）

我們有多少人在工作結束後，仍然充滿活力，覺得滿足、有連結感，而不是體力耗盡、思緒枯竭、累到無法享受休閒時間？更慘的是，有多少人覺得自己做牛做馬，最後卻只能在皮包裡、沙發下或車裡的杯架裡尋找零錢度日？

你的人際關係發展得好嗎？你是否覺得受人利用，充滿無力感，又或者像我父親常掛在嘴上的「筋疲力竭」？你的生活輕鬆愉快、處處花香、沒有荊棘？還是送出自己手上的玫瑰，卻換來滿手的棘刺？

現在的你，是否享受著升遷和進步，感覺自己一天比一天茁壯？或者你渴望早日走到綁索的盡頭，那條綁索可能是慢性病、長期成癮、教養困境、敏感的小孩或是超乎想像的奇異事物？

健康的靈性精微圈能爲我們帶來身心富足的生活，但脆弱的靈性精微圈，也會製造出各種人生困境。少了這層精微圈，或是它變得僵硬或是出現破洞，都會招惹來麻煩，引發本書後續要談的七種能量症候群的不良影響。

讀到這裡，你或許還沒把自己的症狀與某些能量症候群聯想在一起。觀察看看以下有哪些症候群會引起你的注意，有哪些情況與你本身符合。有些人會持續具有一種症候群，有些人會在不同情境中出現不同症候群，還有些人則是全部症候群都有。

儘管如此，你仍然可以學習如何在這些靈性症候群中找到禮物。在你克服能量難關的過程中，你會學到寶貴的一課，過去令人痛苦萬分的事物，如今召喚出悲憫之心；曾經令人筋疲力竭的，如今給予滋養；遭到竊取的，如今透過恩典歸還。如本章一開始的引言所說，有時候我們的問題端看我們如何對待它們。準備好將你的禮物化作翅膀，展翅飛翔吧！

紙娃娃症候群：我們擺脫得掉嗎？

案主睜著棕色大眼睛看著我。

「我不敢相信。」她哭著說。「我又遇見哈洛德了！」

經過幾年治療，又在交友中心花了幾千塊美元後，凱蒂剛剛痛苦的度過了曲折的一晚。讓她飽受折磨的對象不是她高中畢業後就嫁的前夫，而是另一個遊手好閒的酒鬼，漫天謊言又不忠誠，簡直是她老爸的翻版。

凱蒂的問題是貧乏的能量精微圈所造成的，我稱之爲紙娃娃症候群，因爲這讓我聯想到童年玩的遊戲：剪出一排一模一樣的紙娃娃。首先你把白紙反覆對摺，然後剪出一個娃娃形狀，留下兩個相連的邊邊。打開摺紙後，你就有了一連串的小紙人，每一個的手腳都和下一個相連。你可以爲它們上色，讓它們看起來個個不同，但它們全都擁有同樣的基本形狀。

有紙娃娃症候群的人，似乎無法打破在生命某個層面苦惱著他們的鎖鏈——週期性反覆出現的健康問題、關係或工作模式。出現紙娃娃症候群的人似乎注定要一次又一次地吸引同樣令人厭煩的情境，就凱蒂的例子來說，就是同樣惡質的伴侶。

太多個案告訴我不論他們經歷過多少治療、參加過多少次十二步驟課程①、或離家有多遠，他們總是卡在某個模式之中。有位案主說不論他試著和多少不同於媽媽的女人交往，最後「母親的形象」總會出現。有一回他故意挑了個金髮女性約會，因爲母親是黑髮。結果，他的約會對象在前一晚把頭髮染了，約會晚餐時以一頭黑髮現身。

另外一個案主說，不論他多麼努力，最後還是會回頭抽大麻。他戒癮後又接受藥物治療，但回到工作崗位或在朋友圈中遇到的第一個人，又會給他毒品。他擺脫不了受到詛咒的感覺。這是因爲他的能量精微圈不斷對世界放聲大喊：「我要大麻。」而世界聽到了。

另一位女性求診者，則是不論做什麼工作，就算她評量成績出色，到頭來總是被解雇。還有前後出過十四次車禍，以及始終戒不掉菸酒或危險性行爲的人，不管他們用了多少方式來解決問題，最後的結果都一樣。還有些人一直找不到適合自己的工作，或是不管賺多少錢都無法甩掉債務，或是不管到哪裡，都會結交同一類型的朋友。也有人無法擺脫某種慢性疾病或莫名的疼痛。

紙娃娃症候群牽涉的因素很多，但其中至少有一項是能量問題。如果你符合這項症候群，過去極可能遭遇過某些艱難的經歷或創傷，把你困在反覆不斷的能量模式中。你的能量精微圈或許太僵硬無法開啓，好讓可以介入這個循環的人、機會、想法或事件能夠進入。又或者最初的事件，造成你的某個精微圈出現破洞或變得可穿透。你的能量精微圈應該要像個一個渾身肌肉的酒吧保鑣，負責把廢物丟掉，把優質客人請進來。問題是，你的保鑣把指令弄錯了。他主動找來的是任何會困住你的人事物，又同時把好傢伙都「攆出去」了。

你受到紙娃娃症候群的侵害了嗎？其症狀包括以下所列：

- 不論你怎麼做，總是困在不肯消失或改變的重複模式中。
- 在一般情境或生活的某些領域裡，你總是受到他人負面或傷害性的對待。
- 你對自己所施加的負面或有害的對待，不論得到多少幫助都無法停止這種作爲。
- 你對於反覆出現的循環充滿無力感。
- 你感到挫折、受傷、憤怒，因爲你的模式使你像滾輪上的倉鼠，不斷繞啊繞的找不到出口。

當紙娃娃症候群現身時會如何？如果它影響的是你的健康，會以各種慢性病或反覆出現的毛病來顯現。如果它影響的是你的工作或事業，不論你如何改變自己的行爲或表現，總是會出現同樣的問題和人物。如果它影響的是你的財務，你會反覆出現相同的財務錯誤，或者一再落入相同的金錢困境之中，比如總是把錢花在同樣無用的東西上，而忽視了基本需求。如果它影響的是你的人際關係，你可能在每段重要關係中都碰到同樣的創傷。你或許總是遭到愛人利用，或逃離每個可能的好伴侶，只選擇不健康的伴侶。或者，家人、朋友總是背叛你。你也許卡在反覆不斷的情緒模式中，始終以憤怒回應你所關愛的人。或者，你會一而再地選擇同類型的伴侶、朋友，甚至覺得你只是重演前世戲碼而已。

在靈性生活上，有意識或無意識的嚴格遵守特定的精神信念，可能會危害到你的身體健康、安全或工作。或許你相信上帝會保護你，所以對常識中的安全顧慮置之不理，又或者你認爲離婚是一種罪，所以應該維持飽受虐待的婚姻生活，又或許你屈從母親的每個指令，因爲《聖經》說要榮耀長者。

吸血鬼受害者症候群：有誰想吸取我的能量？

這個案主看起來眞的很像和吸血鬼搏鬥過，而且吸血鬼贏了。

「我無法再這樣下去了。」她抱怨道。「我是個牙醫師，每天精神飽滿地進到辦公室準備工作，但看到第四名患者時，幾乎已經累癱了。情況糟到我必須在水槽下藏一堆軟糖，看診時偷吃幾顆糖來維持體力。看到最後一名患者時已經快虛脫了，必須勉強撐開眼皮。」

我一聽就知道，我正在和吸血鬼症候群的受害者談話，這種人心地特別好，他們會疲憊不堪是因爲別人抽乾了他們的生命能量。有些人，就像這位牙醫師，會在不知不覺中幾乎被所有人打劫一空。他們上班時，會把心的能量傾倒給同事、客戶或其他接觸到的人。親友有難時，都知道只要找到他們，就能讓自己變得更強壯、充滿能量。

這位牙醫師的能量精微圈讓她成爲吸血鬼受害者，因爲這些能量圈接收了一個基本信念的頻率：她深信自己必須努力工作，要盡一切可能討好服務對象，這也包括給予他們不可或缺的正面能量。在找出這個錯誤的信念之後，她使用了本書第四章和第六章提供的訣竅，防堵患者繼續偷取她的能量。

她的能量場部分出現破洞，部分具有穿透性，因此她的能量、善良和慈悲不斷往外滲漏。具穿透性的精微圈就像個半睡半醒的保全，沒有發揮該有的防護作用，不僅讓她的生命能量外漏，還允許其他能量進來占據空間。在我幫她療癒了這些能量問題後，還不到一週，她就能在下班後還去上瑜伽課，不再虛脫得需要靠軟糖補充體力了。

有些吸血鬼症候群的受害者，只有受害於單一對象或某些人。比如說，有位男士睡醒時總是比上床前更累，早上醒來時睜不開眼睛，而且渾身發冷。「我覺得我老婆在我體內放了一根管子。」他邊打呵欠邊說。「讓我全身的能量都流到她身上去了。」察覺到他失去的能量都到老婆身上時，他覺得被利用而感到憤怒。

這位男士和妻子建立了一種無意識的模式：他給＋她取。這種模式只在兩人身體接觸時才會發生，如果分開睡就完全沒有問題。但妻子是個壞人嗎？他就這麼容易吃虧受騙？並非如此，事實上，他的妻子並不是故意或有意識地要偷取他的能量。只是他本身脆弱的能量精微圈，讓他很容易被能量吸取者入侵。

他和我一起回溯他這種易受害體質的根源，追到了他母親身上。原來他母親只要遇到困難或悲傷的事，都會跟他傾訴，但他除了安慰與支持母親之外，什麼也做不了，這讓他覺得很受挫，也覺得自己被困住了。

現在他終於明白，他也以相同的能量模式對待妻子（所以這位男士，紙娃娃和吸血鬼症候群他都有）。

他花了些時間轉變自己的模式：他原本認爲母親跟妻子如果少了他的能量，就無法存活下去，但現在，他已經把能量精微圈療癒並強化到能和妻子一起上床睡覺，早晨醒來時也不再精神委靡了。

吸血鬼症候群的受害者，主要症狀包括：

- 在某些（或所有）人或情境下你會流失能量，你幾乎可以感覺到能量正在往外流。
- 與吸取能量者接觸後，你會覺得全身像虛脫一樣筋疲力竭。
- 你感覺得到怒火或挫折感不斷累積，對於被利用感到厭煩。
- 經常覺得自己就像行屍走肉一樣，了無生趣。
- 接觸到能量吸取者就會起寒顫、體溫下降。
- 接觸到能量吸取者時，能量會下降，但離開他們後能量就會回升。
- 你能感受到一股無形的力量在偷取你的能量。
- 你認爲你的工作是把自己的能量提供給他人，即使這樣做會傷害自己。
- 你認爲你若無法完成任務，別人就會受到懲罰、傷害或被遺棄，這是你不願見到的。

成爲吸血鬼症候群的受害者，流失重要的生命能量，會使你面臨許多健康問題，最明顯的是免疫系統受損。又或者不論你做什麼，都無法維持或增進活力。你察覺到某些人在你身邊時，他們的體能不斷增加，而你自己卻越來越低落。尤其在發生性行為和睡眠期間，你能明顯感覺到生命能量被抽出體外。

就情感層面來說，你覺得自己似乎失去了原本的感受與想法。你不斷討好或鼓勵他人，卻覺得自己毫無生氣；或是別人竊取了你的想法、好點子或說詞。而在財務上，因為某人或某種情勢似乎不在你的掌控中，所以帳戶裡的錢不斷在流失。你可能會覺得別人汲取你的能量來為他們賺錢，你相信你有義務給予支持，但你卻從未因此獲得任何回饋。在工作上，吸血鬼症候群的受害者，領的薪水往往低於同事或同行。

「施比受有福」的信念一旦被錯用，你會因為沒把能量或資源送給他人而感到愧疚或不舒服。

擺脫吸血鬼的糾纏

貝蒂是新近來求助的案主，她粗暴的態度很不討人喜歡，也讓我很緊張，但我知道她只是在自我保護。

她可以連著好幾個禮拜不出門，活得像是個懼曠症患者。除了餐廳的外送小弟，她誰都不見，但是外送小弟只是把食物留在門口，等他按門鈴離開後，她才會開門拿食物。

孤絕到這種程度，背後的原因爲何？有什麼事能把一個人逼到過如此空虛、自我隔離的生活？

當我本能地檢查貝蒂的能量精微圈時，注意到她脖子附近有個深色印子。我察覺到那是個能量連結，看起來很像花園澆水用的長水管，連接著貝蒂的脖子和一個若隱若現的幽影。這個幽影我稱之爲「存有」或墮落天使，似乎正用類似嘴巴的開口吸取著貝蒂的能量。原本應該要幫助她建立磁力場和靈光場以保護她的生命能量，正被這個「存有」吸走。

雖然面對不尋常的詭異事物是我的工作之一，但我向來不喜歡向求診者提起這類事物，尤其我多數的求診者都是一般民眾（會計、家庭主婦、工程師、經理、護士、醫生和祕書等等）。儘管如此，在我超過三萬五千場的諮商中，至少有二〇%必須談及靈通介入的資訊。結果呢？我還沒碰到迴避眞相的人。事實上，大多數的人會說：「我很高興聽到妳這樣說！我一直都有相同的懷疑，還以爲我瘋了。」

我和貝蒂分享了我的觀察，她開始哭了起來。「這個東西已經跟著我一輩子了。」她哭著說。「事實上，我還記得它在我出生時附著到我身上的情景，當時醫生爲了拯救媽媽的性命，提早兩個月剖腹。我能看見它從媽媽身上轉移到我身上，但我什麼也做不了。」

她又說：「我以爲這個東西跟著我，是爲了幫我活下來，但是它其實是在吸取我的能量。」

然而，這個破壞能量的墮落天使只解開了部分謎團，不是全部。

「我了解妳爲何累到無法參加團體活動，但妳爲何任何人都不肯見？」貝蒂默不作聲。然後她低聲說道：「跟我親近的每個人都死了，每個人。」她開始說起了七、八個突然死掉的親近友人，這些人不是死於不可預期的意外，就是在跟她深交後不久突然病死。

現在我終於理解貝蒂爲何待人要如此苛刻了，她不希望自己的「詛咒」再傷害到任何人。這個吸血惡魔顯然想要獨占她。

我告訴貝蒂說這個聰明的黑暗存在，只會讓她跟即將死亡的人接觸（我希望是如此），接著再幫她擺脫容易讓該存有趁虛而入的信念。接下來，我們請求神聖力量來塡滿所有的能量破洞，並且擴展她的能量場。

最後，我協助貝蒂臣服於一股更偉大的力量，這股力量立即對她展現出所有的愛與恩典，而這些都是那個存有說服她不存在的事物。此時，許多神聖的能量從貝蒂身上散發出來，並且圍繞著她，迫使那個黑暗形影落荒而逃。貝蒂和我都感受到它的離去，彷彿有一大袋的冰塊從我們的靈魂卸落下來。

後來貝蒂和我又進行了幾次諮商後便搬了家，並積極參與某個心靈成長社群。如今她擁有自己的療癒事業，生命閃耀得如同燦爛金陽。而且，再也沒有朋友在遇見她之後突然死亡了。

這類故事我有好幾千則，結局通常是受害者從受折磨的情況中解脫，這些折磨包括癌症、背痛毛病、糾纏不清的跟蹤者及不孕問題等。假使你遭到潛行捕食的靈體吸取能量，你現在知道這是可以解脫的。對一個攸關生命的故事來說，自由活著就是一個快樂的結局。

騾子症候群：有事給我做嗎？

在家裡我最常說的一句話是：「我是女傭嗎？」願上帝幫助那個回答「是」的孩子。事實上，我的孩子們都被訓練成要對自己的感受、作業和生命難關負責。我的三條狗（男朋友就別提了）還在受訓中，但是有服從問題的其實不是他們，而是我。

因爲我在成長期間是家裡的騾子。父親出門上班後，留下母親在家，她長時間躺在床上憂鬱著，待整理的屋子、等著上桌的晚餐、需要照料的大庭院都要我打理。對了，還有等著換穿衣服和照顧的妹妹們。

然而，真正的壓力是我在能量上招來的負擔。如果有某種四處漂浮的感覺，我會義無反顧地接收它，試著處理它。有家人過敏、生病、發生金錢問題、煩惱或擔憂，最後都會反應在我的身心上面。我不斷試著解決別人的問題，嚴重到我必須頻繁去看醫生、治療師和療癒師才能應付。

我的第一份工作，我發現很多額外的工作都會自動跑到我這裡。老闆去休假，變成我要幫她寫文章。更慘的是，倘若我沒有準時完成她的工作，還會感到內疚，就算要通宵完成也一樣（有趣的是，我老闆從來不覺得虧待我）。

騾子症候群，病灶是「有工作就必須完成」，不管是情緒上、心理上、精神上或勞動身體的工作，一旦要有人去完成，而那個人肯定就是你。無形的能量其實沒有邊界，而我們以能量方式回應的能力也沒有邊界。人們不想面對、感受或處理的能量會被推擠出他們的身體，漂浮在空間裡。騾子，那個經常被推舉出來最有能力最負責任的人，最後會承受這些有問題的能量，而且通常是透過超時工作來處理它們。騾子是所有組織中最具責任感的人，這也加重了他們責無旁貸的使命感。倘若你是騾子，就算你吃素，你還是會爲了別人的培根工作，包括買培根和煮培根一手包辦。

另一方面，你又覺得自己並不如外表表現的那樣有能力，因此你會時常焦慮：我能完成所有事情嗎？萬一做不完該怎麼辦？事情若是沒準備好或不完美，要如何面對罪惡感和羞愧感？除了揮之不去的焦慮感，你還深恐會讓人感到失望。

如果你能暫時停止忙得團團轉，就能察覺到別人的工作和問題正在滲進你的體內。不同類型的工作和問題會分別進入身體的不同部位：生理的（包括照顧生理需求或賺錢），會進入臀部；情緒的，會由腹部吸收；有關責任、任務及時間表的，則進入胃部；關係問題則進入心臟；與溝通或分享資訊相關的議題，會卡在喉嚨；涉及長期目標的問題或工作（通常是他人的目標）會跑到前額；靈性需求與義務則落在頭頂。

但是幫別人代勞，就算是情緒上的工作，都是在剝奪別人的自身感受，讓他們失去療癒自己痛苦與問題的機會。因爲，**我們只能從自己的問題中學習；我們自己的問題只能靠自己療癒。**

想想如果你能擺脫那些「應該怎樣」，而專注在自己的「可以怎樣」時，你會有多麼不同的感覺。而這就是建立正確能量精微圈的目標。

那麼在能量上，身爲騾子的症狀有些什麼呢？

- 工作、工作、工作，就是你永無止盡的活動。（許多有服務傾向的人，特別會利用自以爲是的假設，來讓他們不停工作。）
- 工作從他人身上流到你的身上，就此打住不再前進，也不會回到他人身上。
- 永遠有更多等著你完成的事物，這種令人心神不寧的思緒一直折騰著你。
- 你覺得有責任不僅要完成他人的工作，也要處理他們的情緒、需求和擔憂，甚至到了要替他們解決這些問題的程度。

- 經常處在焦慮之中。
- 身體不同部位出現不同的疼痛感，這代表他人的能量問題正嵌在你的能量系統中。
- 你感到身心疲憊，甚至沮喪憂鬱。

吸收他人的精微能量，對身體、心智及靈魂都是不好的事。騾子症候群把壓力增強千倍，因而影響了你的健康，導致各式各樣的疾病、不適及症候群。由於你接收並試圖處理別人的感受或想法，你可能變得情緒化，充滿不合理的感覺、想法、焦慮或擔憂。我曾幫助過一位女士，她因爲家中的情緒問題而不堪負荷，多次進出精神病院。在幫助她阻擋他人能量進入及療癒她的能量場後，她馬上感受到一股期待已久的解脫感。

就金錢方面來說，騾子比誰都更努力工作，但通常領到的錢也沒有比較多。你可能會對自己沒有賣力工作賺錢或努力省錢，而有罪惡感；或者是你扛起了別人的債務，卻只覺得受到利用，或者因爲沒有人在財務上幫助過你而感到憤恨不平。

身爲騾子，在關係中，你會打理所有事物，包括控制財務狀況、主動求愛、做家事、養小孩或規畫度假行程。總是你打電話給朋友，他們不會主動聯絡你；你照顧長大的子女，卻連你的生日也不記得。你的朋友或子女只在有需要時才會找你，爲了錢或有個可以哭泣的肩膀而來。然而，你相信你必須犧牲時間和金錢，才能進行靈性工作，你以爲幫助他人是高尚的行爲，就算是對自己一無好處也一樣。

我發現強調性別差異的宗教思想，往往是騾子症候群的元凶。這種思想導致女性得一手包辦家中所有工作，而男人必須負責全家的開支。在某些文化中，這類思想更是發展到極致，例如有些地區的非洲女人不可以拒絕男人的性交要求，即使對方有愛滋病也一樣。而不少伊斯蘭社區，女人如果和丈夫以外的男人有性關係，即使她是被強暴的，也會面臨死亡威脅。這些都是騾子症候群的遺害。

能量索與詛咒：禁制協議

我建議你在閱讀本書時，要一邊檢查自己的能量精微圈，找出會導致能量流失、接收他人有毒能量和有害連結的能量協議或限制。許多種能量都能創造出負面作用。以下是限制清單，這些問題全都可透過本書所說的「能量索工作」（cord work）得到療癒。

能量索是形似庭園水管的能量連結或協議，有能量流經。能量索越久遠、限制越多，就會越粗厚。只要你讀取這股能量，就能得知協議的本質。例如黃色能量代表信念的交換；橘色意味情感的交換。假使不論你再怎麼努力都無法和特定的人、團體或體系分開，就表示你們之間被能量索連結著。

生命能量索看起來就跟一般的能量索無異，但其顏色是紅色或橘色，因爲流經其中的是基本生命能量。這些能量索存在於本我的不同部分之間，例如今生的自己和前世的自己，或者某個人與其他人或團體之間。生命能量索就像將電力從主機傳送到不同終端用戶的電線，負責將基本生命能量分流到不同管線，送到許多出口處。能量耗竭、慢性或重大疾病、慢性疲勞和腎上腺毛病等，通常都是因爲生命能量索有問題。

共依存協議是一種獨特的能量索，通常出現在親子之間，產生雙向能量流動。我們是在子宮內或在嬰兒期爲了確保自己的生存，而創造出這種能量索。

無意識接收到的安全威脅，讓我們相信我們必須爲生命做出協議。這或許是個正確的評估。在某種程度上，我們認爲媽媽、爸爸或雙親都不想要我們，或者無法周到地照顧我們。我們因此推論出如果能在能量上協助父母，他們就更有能力照顧我們。於是我們建立了一項能量協議，這通常會涉及到接收父母親問題或責任，付出自己維持生命必需的精力。從孩子的觀點來看，常見的協議有：「我給你我的生命能量，並接收你的痛苦」，或「我給你我的心靈天賦，你把我養活」。雖然我們得到了短期利益，因爲媽媽現在痛苦減輕，所以能在半夜起身哺餵我們，但長期後果卻極具破壞性。比如，母親的痛苦在我們脫離嬰兒期後，仍會持續流入我們的能量圈內，造成我們生病、疼痛、命運悲慘。反之，媽媽會持續接收我們的能量，這會阻止她面對自身的內在問題，導致對我們的依賴。

更糟的是，共依存能量索會在我們的精微圈（及至少一個脈輪）中，建立起一個做爲其他主關係樣板的結構。我們不僅會繼續餵養母親能量、接收她的痛苦，也會對任何與自己建立主關係的人做出相同的事情。

倒鉤咒就像是一組粗黑纖維綁在一起的小管子，會將個人與任何人或團體連結在一起。倒鉤咒不是一條中間挖空、讓能量流過的管子，而是能量就附著在管子上面。倒鉤咒會導致健康、性及金錢發生問題。

鏈結索就像是一條橡皮筋，把兩個人或多個人綑綁在一起。由於鏈結索的作用，這些人會黏著在一起，通常生生世世都會牽扯不清。鏈結索和能量索不同，不做能量交換，只是把兩個或更多靈魂綑綁在一起而已。

能量標記看起來就像是由一團逆時針螺旋電荷形成的符號。這個符號會指示他人如何對待被標記的人。只要某個能量場中出現了能量標記，將會影響到其他所有能量場。比方說，如果你的言行舉止總會遭到無禮對待，你的能量場中可能就有個能量標記。

假如某個人的能量卡住不通，我會在那人的身上尋找**控制點**，這是由他人放置上去的能量限制。許多父母會在子女身上施放控制點，通常是爲了保護子女的安全，但有時是爲了確保父母自己能持續獲得基本生命能量。非常不成熟或過度成熟（無聊）的人，往往是控制點製造出來的產物。

病蔭是一群靈魂或家庭成員所制定的一個能量場，通常會在家庭體系內創造生病模式。要檢查是否有病蔭，可在紅色的生理精微圈上尋找棕色區塊。這些區塊有十字縫花樣及一條連結到過去的某位祖先或久遠事件上的能量索。

能量光絲是連結各種途徑或不同實相的能量細線。許多療癒師會藉由移動能量光絲，來打開過去不曾暴露的能量或力量通道的入口。

能量協議只有在你清理完畢，或在你消除緊握協議不放的原因之後才會消失。傳統療法對於清理能量非常有幫助，你也可以問問自己以下問題：

1. 這份協議的原始創造者是我或是他人或他物？
2. 如果我不是創造者，我是如何接收到它的呢？此外，我必須做出、說出、了解或表達出什麼，才能解除這個協議？
3. 如果是我同意了這個協議，那是何時發生的？原因爲何？
4. 這個協議的本質爲何？我要付出什麼？我又得到什麼？
5. 這個協議如何影響我？對我周遭的人或協議中涉及到的人又有何影響？
6. 我必須知道什麼，才能解除、改變或善加利用這個協議？我必須了解或表達出哪些感覺？我必須接受哪些信念？我必須釋放或接受哪些能量？我必須願意接受或使用哪些力量或天賦？

7. 我要如何原諒自己或其他關係人，要釋出怎樣的善意？
8. 我已經準備好要接受療癒了嗎？若是還沒，爲什麼？我何時會準備好？
9. 我準備好要脫離相關的症候群，以便成爲眞正的自己了嗎？
10. 我準備好接受全面保護，安全地在這世界上活出我的目標了嗎？

假使你在檢視與回答完這些問題後，發現自己願意解除協議，我建議你使用**慈悲療癒之泉**（healing stream of grace），這是永恆的神聖力量。如果你能透過「神的眼鏡」來看世界，你會發現無條件的愛之光從天上傾洩到我們身上。長久以來，包括我自己在內的療癒師都察覺到這些光的存在，注意到它們環繞著（不是進入）生病或遭遇難關的人們。當慈愛之光能夠附著在有問題的身體或能量部位時，療癒就會發生。

你可以請求慈悲的療癒之泉來爲你轉化問題，包括解除能量枷鎖。以下練習可以幫你達成目標。

1. 當你有絕對的意願解除協議或脫離能量索時，請求神聖力量以慈悲療癒之泉來取代能量索。

2.接受慈悲之泉帶來的禮物，感謝它是如此完美。

3.請求神聖力量爲你清除能量索的殘跡或影響。

4.請求神聖力量爲這份協議的所有關係人提供慈悲療癒之泉。

5.請求神聖力量在此刻療癒你的內在，並重建你的能量精微圈，使你能與神聖力量的意志和諧共存。

6.請用心感受隨著生命改變湧起的感恩之情。

本書提供的靜心冥想指導，可以用來斬斷能量索，讓它脫離你的能量場，以及擺脫某些生活問題。

靈通體質症候群：你知道的太多了

假如這裡有鬼，他將會跟你說話，而且只跟你說話。假使有什麼東西沒有人能看見，那你一定會看見它；某個存在沒人聽得到，但你會聽見它；某種感受、感覺、預知或想法別人完全察覺不出來，但你就是接收得到。

你是那個被看不見、聽不到、難以解釋的事物等超自然力量淹沒的人。你聽到老闆告訴你一件事，但你的內在堅持他在說謊。你聽見鄰居丈夫發誓沒對老婆不忠，但你腦海裡的畫面告訴你不是那回事。孩子的醫生堅持女兒只是感冒，但你知道某種更糟的情況正在發生。

你要叫誰相信你？

誰會相信你？

具靈通體質的人（對超自然現象敏感的人）很像本章稍後會提到的「無邊界者」，只不過你眞的能夠聽到、看到、感覺到及了解這些湧入的能量訊息。滿滿一卡車的資訊，開車的人顯然是個看不懂停止標誌及地圖的瘋子，讓你夜以繼日地被這些寧願沒有的資訊倒得滿臉滿身。

但問題就在於，你知道這些資訊或許能幫助他人。你的內心拉扯著，一方認爲你應該接受這些預知夢，因爲它們或許可以拯救某人的性命，或防止某人犯下大錯。但得知這些訊息，會迫使你產生得做些好事的責任感，而你對他人的關懷會讓你不斷接收這些資訊。被訊息淹沒的感受和保持警覺的需求，現在又加上了折磨人的過度責任感：萬一你沒能正確地接收到所有訊息怎麼辦？萬一訊息錯誤怎麼辦？萬一你分享了訊息，有人卻因此受到傷害怎麼辦？萬一有人因爲你沒分享訊息而受到傷害，又該怎麼辦？

許多具靈通體質的人同時也會有其他症候群，最常見的是騾子或療癒者症候群。既然你有能力吸收別人的問題，何不把他們的工作也攬下來呢？因爲你感受到了他人的需求，就很容易踏出下一步，在爲他人傳遞解決之道的同時，也把他們的問題接收下來，這就是我所謂的「療癒者症候群」。只要有一個能量精微圈受到侵犯，其他所有精微圈都會受到影響。通常一個問題往往會牽扯出另一個問題，這不只會發生在體質敏感者身上，任何症候群都可以與其他症候群連結，創造出糾結成團的麻煩。

對具有靈通體質的人來說，有幾個特殊問題會阻斷療癒。就算你眞的想要關閉靈通資訊的流入，你辦得到嗎？坊間多的是教人如何變得更敏銳的課程，反之，僅有少數人受過處理靈媒現象（減敏治療）的訓練（就我所知，我是少數強調精微圈重要性的人之一）。此外，你眞的想減少你所接收到的靈通資訊量嗎？許多具靈通體質的人認爲自己的狀況既是詛咒也是禮物，一方面要不斷暴露在過量（甚至是危險）的資訊和能量之中，另一方面，這些獨特的洞見又會爲你帶來滿足感。若是欠缺自我價值感，把持不住自己，很容易就會把靈通體質用來滿足自我，覺得自己與眾不同，而不肯甘於做個「正常」的普通人。

我從小就是體質極度敏感的人，所以深知伴隨而來的困惑、疲憊與驚恐。我的家族中，幾乎每一代都會出現一個具靈通體質的人。我的祖母看得見鬼魂，但家人對她詭異的天分都三緘其口。當年幼的我指著車庫角落說，有個女人曾在那裡上吊時，他們也對我的話充耳不聞。我的小兒子也繼承了這個天賦。有一天，我在療癒過程中釋放出負面能量，幾分鐘後竟然接到兒子老師打來的電話。顯然，原本只是坐在椅子上的他，突然挺直背往前趴倒。這是個很困難的肢體動作，因此我明白是我的兒子接收了我送走的痛苦。一週後，我帶他去找我的療癒師，開始處理他的能量精微圈。

由於靈通天賦至少有十二種不同形態，因此靈通體質症候群的外顯徵兆也豐富多樣，而且令人困惑。以下是你可能具有靈通體質的一些跡象：

- 來自各種存在界的存有、實體、能量或訪客（他們不屬於我們所定義的生命形態）不斷干擾著你。
- 無形的靈體或存在召喚你去執行任務或傳遞訊息。
- 你彷彿是一塊靈通海綿，不斷吸收他人的疾病、情緒、想法、需求或問題。
- 你對自己或別人的生活一直有種似曾相識的感覺，或者你能接收到關於未來的預示。
- 雖然你不在某人身邊，卻能知道對方正在經歷（或可能會經歷）什麼。
- 你感受到一股股通常與你無關的靈通資料不斷湧入。
- 你經常感到焦慮、難以入睡或睡不安穩，畢竟你不知道有什麼東西會摸黑來找你。
- 你的天賦令你感到害怕，但你也不敢關閉它。
- 你有種自己異於常人的感覺，覺得自己瘋了。

靈通體質症候群會對健康產生巨大衝擊。靈通能量（我們從活人、死人、靈體、自然界及其他地方所接收到的能量）會透過脈輪轉變成生理能量，而身體的免疫系統會主動攻擊這些入侵異物或生理毒素。

靈通體質症候群最主要的跡象是，不論你怎麼做，身邊人的疼痛、創傷、疾病、成癮或強迫症都會被你的身體照單全收；周遭所有的病毒，你都逃不掉。如果遠在緬因州的妹妹觸摸到了毒藤，你的手臂也會開始發癢，雖然你住在明尼蘇達州。你甚至會吸收他人的喜惡，看見別人點了一杯馬丁尼，會讓你也想點一杯，雖然你討厭製作馬丁尼的琴酒。

由於你吸收了別人的問題，所以無法分辨自己內在的一大堆感覺、想法或目標是否眞的是自己的。你不知道什麼能使你感到快樂，因爲你無法分辨何者能帶給你喜悅，何者帶給他人喜悅。只要是你關心的人，他們的所有情緒會讓你不堪負荷。反之，他們卻可能認爲你瘋了，對你所聽到的聲音感到納悶懷疑，深信你應該去接受精神治療。但事實上，你正在感受他們的感覺，表現出他們的信念，或對他們私密的記憶與夢想做出回應。

對於工作，你可能無法集中精神專心處理，因爲你知道周遭發生的每件事。收發室的吉米正和會計部的蘇西搞曖昧；銀行櫃員覺得自己懷才不遇；公車司機擔心帳單付不出來，希望她這個月的贍養費能準時收到；你的同事正在寫離職書。

你還會感受到無形的存有或靈體在現場，他們可能是鬼魂或祖先（我有些個案甚至遭到外靈性侵，有人還描述了靈魂出竅時的性經驗）。此外，你還可能接收到關於別人的訊息，而不得不去將訊息傳遞給對方。

造成這個症候群的初始原因，通常是缺乏靈性精微圈的支持。有些宗教雖然承認靈通天賦，卻把這類活動貼上邪惡的標籤，或者雖然鼓勵信徒發展這些天賦，卻不提供任何訓練。

療癒者症候群：我的愛心跟世界一樣大

身為療癒者，讓你感到疲累不堪嗎？

通常我只要提出這個問題，都會得到肯定的回答：「是的！」人們在感到疲憊、焦慮或沮喪時，第一個去找的人就是你；你的仁慈與同情心源源不絕流出；你不斷的給予、給予再給予，往往到耗竭的地步。你可以確切的感受到心的能量正持續不斷的流瀉而出，而不是像廚房漏水的水槽那樣一滴一滴的滲出。你的能量水龍頭永遠開到最大。當你把別人都照料好時，他們既快樂又充滿了愛。反之，你卻感到乾涸枯竭。

療癒者症候群很像吸血鬼症候群與騾子症候群的合體。就像吸血鬼受害者一樣，你的能量不斷流失給那些尋求安慰的人，而他們寧願偷取援助也不願直接取得。但你又像騾子症候群的受害者那樣，認命地接收別人的問題，把自己搞到筋疲力竭為止。

身為療癒者，你懷抱著高尚的意圖：幫助與療癒他人。但問題是，最後的結果是你接收了他人的疾病與問題，而他們得到了你用來維持身心健康的全部能量。

療癒力量送出之後，取而代之的是別人不想要的能量。於是，療癒別人感冒的能量送了出去，隨之進來的很可能是感冒本身的能量。你的同情與智慧送了出去，隨之回來的是對方的憂鬱和困惑。身為療癒者最困難之處，不在於幫助別人（反之，你真心喜歡幫助別人），而是在於你承接了你正在處理的問題。

我本人就是療癒工作者，所以經常會碰到患有療癒者症候群的人。喜歡療癒的人加入醫生、護士、衛生人員、職業療癒師或其他療癒專業是很自然的事情。但不幸的是，這些人當中有許多人也成了「療癒者症候群俱樂部」的一員。

不過，這個俱樂部成員並不全都是專業的治療師，任何關懷別人到讓自己精微圈出現嚴重問題的人也都符合資格。我印象最深的是一位郵差，他從來無法準時跑完自己的路線，因為他總是能感覺到某個「客戶」需要他的幫助，他把送信路線上的人家稱為客戶。這位具有靈性天賦的郵差會站在需要幫助的人家門口，對著屋子傳送他的誠心祈禱。每天下班後，他都覺得筋疲力竭，也很驚訝自己的能量竟然有去無回。事實上，他還經常感受到他幫忙祈禱的那些「客戶」希望解脫的疼痛與創傷。

「我這是在做好事。」他說：「但為何感覺這麼糟？」

他又說：「讓我感到沮喪的是，我正在做上帝的工作，但上帝為何不肯幫點忙呢？」這位郵差自以為他是在分送神聖的能量，但他真正分送的是他自己的能量。

物理原則清楚地告訴我們：大自然討厭真空，某種東西離開位置，必然會有另一種東西取而代之。療癒者若在送出能量後，能夠飲用神之蜜、花朵上的露水來填補空缺，就不會被外來的不良能量所竊占。但遺憾的是，療癒者的精微圈通常都會選擇接收需索者的問題。如果對方是家人，那麼雙方的能量交換很可能早在療癒者的童年時期就已建立，也就是前面提過的能量協議。

那麼，要如何在能量上區分療癒者與騾子呢？我是這樣描述的：騾子的能量精微圈，看起來像是由外往內開的門。人們從外面把東西丟進去，如果他們夠聰明的話，還會把門用力一甩關上，趕緊跑開。他們知道騾子會替他們解決問題。反之，療癒者的邊界是一道雙向門，他們把療癒能量送給需索者，而需索者則把自己的問題丟回給療癒者。這兩種症候群都會讓人不舒服，或者無法過自己想要的生活。

你若受到療癒者症候群的折磨，可能會有以下經歷：

- 你不斷給予關懷、照顧、愛、同情與慈善心，但並未收到同樣的回報。
- 療癒能量從你身上流往他人，但回到你身上的只有病痛與問題能量。
- 出現在他人身上的疼痛、創傷、情緒、問題乃至疾病折磨著你。你在伸出援手或接觸他人之前並沒有這些症候群，對方在接觸後卻不再經歷這些症候群。
- 當別人有需求時，你若不應不理，會有愧疚感。
- 你覺得自己好像戴著一塊隱形招牌，上面寫著：「一天二十四小時全年無休，需要保母？需要談心良伴？需要一點愛？需要一雙聆聽的耳朵？我都在這裡！」（注意到沒有，你完全沒提到費用。）
- 大家都說你是個好人，你都聽煩了。

● 與別人互動後，你會感到疲倦、困乏、體能耗盡。
● 有人想為你做點好事時，你會感到不舒服。
● 在付出過多之後，你的心臟、肺部或胸腔出現失調症狀。
● 獨處一陣子後，或是吃了大量碳水化合物或糖分後，你會感到煥然一新。

療癒者症候群可以造成各種健康問題。就像在靈通體質症候群一節中所說的，任何外來能量進入你的能量場後，都會轉變成體內的生理毒素。更糟的是，在大量毒素流入時，你還流失了自己的生命能量，使情況更加惡化。你會接收他人的功課、疾病、問題、衝動、成癮和需求，而你得到的回報是失去身體能量、精力和健康。你會覺得自己生病了、身體沉重，症狀比吸血鬼症候群的受害者更嚴重，因為他們的能量「只是」被吸走了，而你還接收了有害的能量進來。通常的情況是，沒有醫生能診斷出你究竟哪裡有毛病，又或者你的診斷結果總是不斷改變。

你若是患了療癒者症候群，應該是一個大受歡迎的角色，因為你是個修護天王天后，永遠都有時間幫助別人。你把所有的錢用來支持你所關愛的人，而他們反過來只會把債務和帳單丟給你，連一聲謝謝也沒有。你覺得有責任為關心的人提供所求，照料他們的問題，包括生理、財務、工作、關係、情感、行為、性或其他方面。你是個大方的贈予者，你的母性／父性衝動讓你送出時間、注意力、關愛和同情，換來的卻是他人的問題和情緒。

你或許認爲必須療癒所有人的問題，才算大功告成，才算是愛的表現。的確，你只有在幫助他人或爲他人付出時，才會感覺良好。畢竟，能夠爲他人服務總比自私自利來得好，不是嗎？我們不是常被教導說，要樂善好施，要能感同身受嗎？這種「濫情」的症候群，常出現於女性療癒師身上。

如果你曾經有過：「我受夠了！照顧每個人讓我疲憊不堪！」的念頭，那你很可能正在療癒者症候群中苦苦掙扎著。

無邊界症候群：那些邊界究竟到哪兒去了？

我盯著我的男友看。他什麼時候才要停止啊？好吧，我自己的精微圈也有問題。但是，他眞的太超過了！

他的一天從起太晚和吃太飽開始，接著去騎自行車十六公里（也許是爲了消耗吃下去的熱量），結果累到得打盹充電，這表示他沒能按照計畫工作。我從經驗得知，這表示他要整晚熬夜（夜夜如此）才能完成份內工作。接著，他同時和三個人講電話（科技大觀），然後飛奔到學校去接兒子——當然是又遲到了。

我不想和他談論此事。我們可能會在兩分鐘內嚷完三件事，搞得我更疲憊了。

我知道你在想什麼：也許他有注意力不足過動症——或許不只如此。有些人的能量精微圈太稀薄，所以被診斷爲注意力缺失或過動，甚至是自閉症或亞斯伯格症。但話說回來，他們也可能只是太過焦慮、過度警戒、過度興奮，或者從好的角度來看，他們只是太忙了，擅長一心多用。（我的票投給後者，因爲我自己也在這群人之列。）

我們天生就具有某些生物化學傾向，但是周遭的能量狀態會決定這些傾向是利是弊。如果某人的能量精微圈被穿刺或變得坑坑洞洞，任何自然的傾向都會是有害而非有益的。這就是無邊界者的模樣，因爲精微圈就是我們的防護邊界。

無邊界的人，他們的精微圈薄透到讓一切能量都能隨意進出，不管他們多麼努力也找不到自己的方向。某些人雖然看起來充滿活力，卻經常感到沮喪；有些人甚至看起來似乎冷淡到完全缺乏同理心或沒有半點情緒。事實上，他們是將他人所否認的情緒接受過來，但由於他們無法處理這些不屬於他們的感受，以至於這些內化的感受會像一球又一球的黏膠般固著在無邊界者的身體之內。他們的內在如此黏稠，以致感受不到自己的眞正感覺。

有時候，你很難說服無邊界的人說建立精微圈對他們有幫助，尤其是那些過動的受害者。想像一下，你在熱帶地區長大，一輩子都光裸著身子四處跑，感受著宜人的和風，舔著手指上的椰子汁，在熱呼呼的沙中烘烤著自己。但我出現了，告訴你現在起你必須拿衣服把自己遮起來，至少要圍件沙龍或丁字褲。一開始，即使是最單薄的包覆都會讓你不自在，就像穿了件愛斯基摩人的皮衣一樣窒悶難受。你甚至覺得自己都無法走路了！這就是無邊界受害者的心聲。

倘若你已經習慣被他人的感受包圍，就也會習慣忽視自己的感受。我自己也是如此。我會想：何不乾脆抓著別人的能量，不斷補充這些大力丸，這樣就能避開屬於自己的那些惱人的感受？

雖然要說服無邊界的人建造精微圈的能量邊界並不容易，但一旦他們重新創造能量精微圈後，通常都會說他們擁有更令人滿足的兩性關係（他們的伴侶對這樣的大改變也會很開心）、工作更順利（因爲現在上司找得到他們了）、身體更健康（因爲他們一天可以吃到三頓飯，還能有一夜好眠）。他們也比較不會受到物質吸引，衝動行事的次數也變少了（部分原因是他們再也不用壓抑折磨他們的緊張能量了）。能量精微圈可以把令人害怕的事物阻擋在外，讓我們的身心同時獲得安穩。

無邊界症候群的部分跡象如下：

- 你過動且（或）一直感到不知所措，導致筋疲力竭。但不知何故，你就是停不下來。
- 就算當下沒有促使你偏執的明顯理由，你仍會過度警戒，覺得自己有危險或受到不明威脅。
- 倘若有人是生活在快車道中，那個人就是你——那是你唯一知道的速度。
- 你有成癮及衝動行事的長串紀錄。
- 你長期失眠，無法眞正休息與放鬆，但你卻同時過著不正常的生活作息。
- 你無法釐清或表達自己的眞實感受。一旦你展現出自己的感受時，別人卻會覺得這些感受不真實或難以相信。

- 你傾向於把自己的問題怪罪別人。
- 你情急下會虛張聲勢，但內在卻驚恐及害怕被遺棄。

無邊界症候群的問題「包羅萬象」，幾乎不可能找到單一或單純的診斷。就生理層次來說，外顯症狀可能有注意力缺失過動症、亞斯伯格症、成癮、受虐問題、邊緣人格症候群等等。你看起來可能像個失控的孩子，正在超速前進中，卻沒有煞車裝置可以控制速度。坐下開會沒多久，你就會拿起鉛筆敲桌子、抖著腳、忙著幫每個人倒咖啡、傳紙條、打開又關閉百葉窗。在家裡時，你上一秒還在對老公發脾氣，下一秒卻坐在浴室地板上放聲大哭，沒過多久又開始大笑，隨即又煩惱起一份刻薄的代辦清單。

工作、欲望、衝動讓你分心，使得你無暇去理會金錢問題，所以你表現得就像花錢無極限。你或許就是那個把舊卡刷爆，拿出新卡來用的人，或者把薪水全花在朋友身上以確保他們愛你。在某個階段，你的內心可能認為你的快樂來自於取悅他人。

就情緒面來說，你和具靈通體質的人很相似，但欠缺應變能力。表面看來，你的情緒波動很大，行為反覆無常。由於你的感受、想法都和別人糾纏不清，使你分辨不出什麼是合理與不合理的行動或行為。不知不覺中，你把身邊的人所散發出來的欲望、衝動或需求都付諸行動。一旦你開始把別人不理性、不道德或不合法的幻想也付諸行動時，這個症候群還會為你添加更多麻煩。

缺乏自主性的宗教信仰、任何要求你嚴守規則的信念，都很容易對你有不良影響。或者，你可能表現出對性愛或肉體有成癮現象，除非被觸摸或跟異性交往，否則你會覺得不舒坦。然而，不論你得到多少肉體上的歡愛，都無法體驗到愛的眞正能量。不懂得自我珍愛、低落的自尊心，都是缺乏精微圈防護層的跡象。

環境症候群：這世界會變成什麼樣？

我曾治療過一位來自加拿大的女士，二十年來她看過一個又一個的醫生及療癒師，卻沒能得到一個確定的診斷。她的症狀類似流行性感冒，包括噁心、輕度頭痛及偶爾腹瀉。當這些症狀消失後，馬上又覺得心律不整、呼吸淺短、渾身乏力。她總是焦慮急躁，沒有片刻稍停。所有症狀都在折磨著她，但醫療檢驗卻找不到問題所在。

我在治療她的過程中，一直出現垃圾場的影像。但她卻堅稱她絕對不會住在鄰近毒物廢棄場的附近。儘管如此，我還是一直接收到同樣的影像，於是我問她在哪裡出生。

「荷蘭的農場。」她回答。

原來她的原生農場，現在已改成一座化學毒物廢棄場，土壤中充滿了有毒重金屬鎘。她出現的症候群符合鎘中毒的反應，但這怎麼可能？她已經幾十年沒有回去了。

事實上，患有環境症候群的人不需要接近污染源，就會出現毒物中毒的症狀。由於他們的靈性精微圈太容易穿透，所以能夠接收到遠端的環境毒物或能量。他們只要開車經過剛被砍伐的森林，就能感受到倒木的痛苦。上班時走近剛整修過的辦公室，也會因爲新油漆或地毯裡的毒物而造成肢體腫脹。投宿飯店時，他們會整夜輾轉難眠，因爲感受得到之前房客吵架的殘餘能量。又或者，他們會要求另一半像個傻瓜一樣翻遍廚房的櫃子，因爲她知道「有隻老鼠受傷了，需要幫忙」。也有可能，他們沒能走到廚房，因爲獵戶座腰帶上的第六顆行星突然轉變軌道，讓他們頭暈到動彈不得！

你會說，眞的有人敏感到這種程度嗎？問問我那位荷裔加拿大的患者就知道，她的症候群在我們修復了她的能量精微圈一週後全都清除了，而且沒有用到其他治療方法。

地球上最有悲憫心的人，應該就是那些能夠感受到大自然遭遇的人，是那些察覺到海豚歌聲有療癒力量的人，也是那些察覺到某個行星運動，並告知我們該如何善加利用它的能量來達成我們天命的人。就像其他症候群一樣，環境症候群不光只會製造頭痛和麻煩，也會形塑及形成美善與喜樂。

以下是對環境敏感者的部分徵兆：

- 能夠感受或接收到環境中或某個空間裡最近發生的事件。
- 與自然有強烈的連結，甚至可以感覺到動物、植物、樹木正在經歷的遭遇。
- 對氣候、地理或土地的變化非常敏感，不論是地球的或是其他星體的。

- 生理上可以預先感知火山爆發、颶風或地震等自然事件，而且對於受這些事件影響的生物所經歷的驚恐或肉體上的疼痛，也能感受得到。
- 對環境或地質物理的改變或毒物非常敏感。
- 對於大自然的轉變所帶來的疾病或壓力沒有抵抗力，例如土地或海洋的鉛中毒等。
- 對天然物質或人工製品有嚴重的過敏症。

如果你患有環境症候群，當你靠近電力傳輸線、手機、家電和電腦時會感到全身無力。輻射、太陽黑子、靈脈（能量線），或是宇宙星體運動，都會穿透你的電磁場，導致精神疾病、學習障礙、癌症、心臟病等各種疾病。

對環境過敏是環境症候群的一大特徵。彷彿你對每樣東西都會過敏，又彷彿它們都在吸取你的能量。比如說，只是走進某棟建築或房間，就會讓你不舒服？打開電腦會讓你的體力流失？牆壁才開始油漆、地板才重新鋪地毯，你就會引發氣喘或狂打噴嚏？

你是所有流行疾病的磁鐵，而且可能只是碰觸到某人的鉛筆，腦海就會閃過他曾有的念頭，或者坐在某人的椅子上就知道她先前的心情如何，就連殘留在牆壁或枕頭上的情緒都能影響到你。任何漂流在自然界的意念與情緒，不論是天竺鼠的感受，或是被暴風折彎的大樹所發出的呻吟，都能闖入你的情緒之中。你還可能與動物或寵物過度連結，交換情緒的頻率高到無法區別牠們與自己的需求。

就像靈通體質症候群一樣，環境症候群也會讓你被存在體或靈體利用。差別在於，靈通體質者能感知到所有存在體，不論它是否曾是人類；而環境敏感者讀取的，主要是自然及超自然存在體的需求。

七大症候群的異同

某些症候群有幾個共通要素。比如說，療癒者症候群和騾子症候群都會處理別人的問題，而吸血鬼症候群、療癒者症候群和靈通體質症候群則是擅長吸收他人的能量。其中，靈通體質及環境敏感這兩種症候群都對周遭的超自然訊息非常敏感。

當然，這七大症候群之間也互有差異。就如前面所述，療癒者既取也給，騾子通常只接收能量。療癒者會吸收受療癒者的疾病或問題，環境敏感者接收的是與自然界或宇宙相關的能量，而靈通體質者會主動吸收所有類型的靈通資料。

如先前就提過的，你可能同時患了一種以上的症候群，我就是其一；而這正是修補所有能量精微圈爲何如此重要的原因。要修補能量精微圈，必須先對四種主要的能量精微圈類型有更多認識，了解它們如何形成，又如何受到破壞。知識就是力量。理解實際發生的狀況能幫你建立強健且恰當的精微圈，並將能量問題轉變成禮物，幫你改善你的人生。

練習

找出我有哪些能量症候群？

你已經知道有哪些症候群最常影響到你，或者哪些症候群會在何時、何處、何人在場時侵犯你？這個練習的目的，主要是幫你更明確定義你的精微圈面臨的挑戰為何，如此你才能將它們轉弊為利。首先從回顧七個基本症候群開始：

- 紙娃娃症候群
- 吸血鬼受害者症候群
- 騾子症候群
- 靈通體質症候群
- 療癒者症候群

● 無邊界症候群

● 環境症候群

哪個症候群會立即讓你覺得說的正是你自己？寫下你覺得哪些症候群有你的影子，又是在何種狀況下發生。

想測試你最初的自我評估正確與否，可利用下面的「寫日誌法」，這個方法也會幫你找出是什麼（或誰）跟你的能量精微圈問題有關。

買本日誌，專門用來記錄能量精微圈的相關問題。仔細挑選一本能夠反映你的意圖及真實自我的本子，代表你夠重視自己及這個練習。

下定決心，從下個星期開始，不論走到哪裡都要帶著這本日誌，上床前也要把它擺在床邊。暫時先把這本日誌當成你的私密日記，它代表著你的意識自我（帶有症候群的那個自己）跟靈性自我（真我）之間的對話。這些無形連結，可能因為其他能量的入侵而變得隱諱不明。不過，只要我們肯投入時間，所有的連結都會回復並蓬勃發展。透過日誌跟真我對話，將可回復連結，或為薄弱的連結灌注力量。

將日誌均分為七個部分，每一部分適用一個症候群。

開始這個練習之前，先挪出幾分鐘把自己隔絕到一個有鏡子的房間裡，站在鏡子前，把注意力集中在你的右眼。右眼代表你日常的那個「意識自我」，也就是那個你在適應環境後所成為的自己（不幸的是，要融入環境及存活下來，可能必須削弱或破壞你的能量精微圈）。

帶著悲憫與關愛，凝視著這隻眼睛，這個自我因為必須以有害方式回應世界而受到傷害。當你看進眼中那潭深沉的湖水之後，讓自己開始感受到因為破損的精微圈所造成的傷痛。現在，問問這個自我，是否願意一一指出他（她）察覺到自己受到某個能量症候群影響的那些時刻。答應自己，你會讓你的意識自我保持警戒，並記錄下發生的事件。

現在注意力轉移到左眼，請看進左眼深處。這隻眼睛反映的是你的靈魂和內在靈性，亦即那個尚未為了適應世界而改變的更高層次的你。這個他（或她）攜帶著你原始的精微圈編碼。請求這個自我在你察覺到精微圈受損時，能夠展開療癒，或者至少告訴你該如何開始修復。再一次承諾，你會讓你的意識自我記錄下這些洞見。

現在同時看著雙眼，將「意識自我」、左邊的「靈性自我」及右邊的「適應自我」結合在一起。將這些自我結合為一之後，你就可以開始進行這星期的作業了。

從這一刻起，你會對你落入的症候群有所察覺。找出時間，記下症候群的名稱、你所出現的症狀及涉入的情境。要記錄牽涉到哪些關係人，以及你的感受如何。如果你做了惡夢，或因為有某種與精微圈入侵相關的徵兆而在半夜醒來時，可以立即在日誌裡寫下發生的事情，然後回去繼續睡覺。

每天花一分鐘閉上眼睛，請求看見或觀想過去有哪些情況、人物、關係、事件、教導或創傷，導致你產生會破壞精微圈的信念。將這些洞見或觀察一起記錄下來。

等一週結束時，重新回顧你的日誌，花幾分鐘寫下你的結論。恭喜你對自己的珍愛，讓你願意花心力去分析你的能量精微圈，以及找出它失序的原因。

現在，你打算如何獎勵自己呢？

4
穩定及活化你的精微圈

我不怕狂風暴雨，因爲我正在學習如何乘風航行。

——露意莎·奧爾柯特（Louisa May Alcott）

很久以前，在不知名的海岸邊有一座小島。島民收到強烈颶風來襲的警報，於是集合到村落前的海岸邊，每個人都搬著大沙袋，準備穩住和家相連的沙灘。

可是有個男人仍待在自己的小屋裡，沒跟上來。其他村民很生氣。「他以為自己是誰啊？」「他也住在這裡，為何不來幫忙？」「沒有全員到齊幫忙，我們能撐得過去嗎？」

一組人離開崗位，踉蹌地走進這個人的大門打算盤問他。等他們見到他時，卻張著嘴，無話可說。

男人坐在屋裡，正在縫麻布袋。

「啊！」他瞇著眼微笑著說：「你們需要更多布袋。沒有裝沙子的袋子，很難穩住沙灘的。」

我們必須穩固能量精微圈，才能安然度過生命中的狂風暴雨。誰不想在人生中的風暴中得到保護？誰不想擁有一個濾光系統，只讓足量的陽光穿透來溫暖我們，而不會被曬傷？在開始討論療癒特定生活領域的各種方法之前，以下是幾個基本卻非常有用的一般性技巧，能幫助你療癒任何一種能量精微圈。不論你正在為哪種症候群所苦，以下這些過程都可以用來轉化每個能量精微圈。你將在本書第五章到第八章運用它們來達到健康、富足、愛與目標。

設定意圖，心想才能事成

意圖是一種專注、聚焦的承諾。我們使用意圖來宣告自己的目標，告知宇宙我們是認眞地想要改變人生的模式。設定意圖，是療癒保護性精微圈的關鍵步驟。

我們必須使無形和有形的自我一起通力合作，才能創造出最強有力的意圖。「設定能量」等同於在足球場上吹哨子，哨音不僅集合了球員，也集合了裁判、球迷和爆米花小販。簡言之，我們要設定的意圖，必須強烈到自己的內在與外在的一切人事物都攜手加入這場遊戲。這包括了九〇%的非自我，也就是體內所有無DNA標記的奇異微生物和液體，也包括了所有渴望能夠協助我們的其他人和存在，不論是有形或無形的，就算他們還不知道也一樣！從能量觀點看來，意圖負責爲每個細胞、次原子微粒、想法、情緒和能量場設計程式或充電，使它們能夠攜手合作。

科學家迪恩・雷丁博士（Dr. Dean Radin）是意識運動界的先驅，他告訴我們目前已發表、與意圖力量相關的研究報告至少有上千份。這些研究出自於哈佛、普林斯敦、杜克及愛丁堡等大學，還有美國軍方、馬克斯・普朗克研究院（Max Planck Institute）等。①這些研究指出，要形塑出實相，包括從找到療癒方法到穩固富足的生活，意圖是不可或缺的力量。

正如琳恩・麥塔嘉的著作《念力的祕密》（*The Intention Experiment*）所述，就連機械物件對意圖的力量都會有反應。普林斯敦大學研究員布蘭達・杜恩（Brenda Dunne）和羅伯特・強恩（Robert Jahn）在二十五年間，針對心智和意圖在面對所謂的「隨機事件產生器」時，所產生的作用進行了一連串研究。這些機器會製造出等量的正脈衝與負脈衝，並在確保無人爲干擾的影響之下進行。然而，在超過二百五十萬次的測試中，當人們在不觸碰機器的情況下，專注於建立某一特定結果時，累計的結果和預期的機率出現相當大的統計偏差。換言之，人類的意圖控制了機器。②其他六十八個複製了該實驗的獨立研究調查，也得到相同的結果。

在設定意圖後，我們可以反覆重申意圖（比如每天或每小時重申一次），以便維持我們的決定，也可以在設定一次之後就開始辦正事。或將設定意圖的前五個步驟，當成是清理、療癒和強化精微圈方法的一部分。

我們可以將意圖注入任何物質之中，比如食物、水、寶石、色彩、形狀、衣物、環境，以及其他許多事物。比方說，握著一顆石頭向星星許願對你起不了多大作用。但是握著石頭，對它傳送能量意圖，爲它注入能量或祝福它，你的意圖就能眞實的改變石頭的分子組成及結構。此後，每當你握著那顆石頭，你的意圖會像被錄下的能量訊息那樣爲你重播，幫助你達成目標。

以下我先說明設定任何能量意圖的五個基本步驟，然後再舉例如何將意圖注入到寶石中，好讓你了解如何在眞實物質中設定你的意圖。

設定意圖的五個基本步驟

1 釋放罪惡感、羞愧感和責難。某種程度來說，我們自認爲安全的那些漫不經心的決定，會導致我們的能量精微圈受到侵犯，出現弱點。但你知道嗎？假如沒有什麼人或事物在傷害我們，我們不會無意識的改變自己的精微圈。最可能的是，相關聯的所有人物也困在不良的模式和傷害我們的行爲中，因爲他們也受過傷害。

因此，我們要透過原諒他們和自己，來跳脫罪惡感、羞愧感和自責的惡性循環。原諒不是忘記，也不是讓過錯持續下去，而是代表把過去的留給過去，該是展望新未來的時候了。

進行這個步驟時，先深呼吸幾回，把注意力放在你的心。去意識、看見及感覺既存的能量模式所造成的傷害。你要去感受你在無意中創造或持續的某種模式，以及對於迫使你處在這種困境中的人所懷有的憤怒或責難，同時也感受由此而生的罪惡感或羞愧感，感受因爲憤怒及羞愧帶來的沉重負荷。你準備好放下了嗎？瞧，這些情緒是不是如浮雲一般？讓你自己的性靈之光將這些評判一掃而光吧。

要知道這些老舊的情緒或許會再出現，甚至將你帶回到需要面對及療癒的回憶之中。你可以透過「找出故事脈絡」的練習（見113頁）或尋求治療師的協助，進一步解決問題。

2 清理現有意圖。我們的精微圈會出現問題，是因為我們在無意間相信這樣的扭曲是有幫助的。當時或許如此，但現在已經不適用了。下定決心刪除將你困在過去的程式，它們就會開始鬆綁。

在釋放罪惡感、羞愧感、憤怒和責難之後，請求你的靈性自我或神聖力量來幫你進一步了解扭曲精微圈背後的最初意圖或目的爲何。你是否在無意間把改變過的精微圈留下來，打造出了一座武裝堡壘，或是沒有修補裂縫或破洞，或是精微圈的能量流動一直過快，藉此來適應周遭的環境，或取悅特定人物或事件？是否有人威脅或強迫你，讓你覺得必須維持創傷狀態才能生存下來嗎？你有很好的理由，在能量上用你的方法來回應這個世界。你的精微圈會變得不健康，是爲了提供你某種安全感。承認最初的意圖，然後做出不一樣的決定。請你自己的性靈之光和一切神聖存在將舊有的意圖與決定清除乾淨。這將會釋放你從他人身上所內化的一切，以及清除你之所以保留弱化精微圈的那些理由。

經過這個階段後，或許會有更多訊息和記憶會被觸動。你可以運用「找出你的故事脈絡」的練習，或找一個值得信任的治療師，幫你繼續清理自己的過去。

3 建立新的意圖。你不必完美地表達或架構新的目標，你可以陳述或想像它們。真正重要的是，設定意圖時要直視你的心。

你也許想多花點時間來創造一個新意圖。好好享受這個決定你的生命看起來、感覺起來及運作起來會如何的過程。想想看，對你來說，在生理上什麼是最重要的？情感上呢？在婚姻中你想擁有怎樣的感受？你希望如何與神聖力量連結？你準備好接受你的靈性目標或命運，並且每天接受它的指引了嗎？

花點時間構想出能夠在能量上包含這些人生夢想的一句話，比如：「我現在擁有能實現愛的精微圈」，或「我現在能跟我生命中的所有人分享平安與愛」。

4 請求協助。我們會有低潮，會跌倒。新的能量精微圈一建立好，就會立刻出現某人或某事來測試它。這就是它的運作規則。但你知道嗎？我們可以請求協助，可以向別人、向自己的內在性靈或神聖力量請求，而且你可以一而再地請求協助。

這個步驟值得你一遍遍反覆做，就像在寶藏箱裡尋找所有金子一樣。早晨起床時，你可以請求神聖力量維護你的精微圈，提供你所需要的靈性指引。當你覺得自己就要陷入或觸發一次能量崩塌時，請打電話給朋友，請求協助。要有意願不斷去學習需要做些什麼，以及（或）從他人身上接收什麼，以維持精微圈的健康。

5 相信。所謂相信是指你心中要確知所請所求「已經實現」，或者你已經擁有。而我們只需要跟著走，使那個眞實狀況能在物質世界具體呈現。我建議你每天都要堅信神聖力量對你深信不疑，並對這樣的保證抱持開放態度，「相信自己」將會變得更容易做到。

以意圖祝福小物件

石頭、水、食物和所有其他物質，都能注入帶有祝福的意圖，透過能量改變想法、感受、顏色、形狀及精微圈，以便用來維持我們想要變得更安全與更健康的決心。以下的方法改編自設定意圖五步驟，可用來祝福一般的寶石，以及清理和療癒精微圈。

1. 想著或握著你即將使用的寶石。
2. 清空腦中正在思索的一切。
3. 集中心念。
4. 察覺到任何危及精微圈的感覺、想法、經驗、人物、憎惡或阻礙。把注意力特別放在罪惡感、羞愧感、憤怒和責難等情緒上。
5. 釋放這些負面元素，讓你的靈性自我或神聖力量將它們驅離你的系統和靈性精微圈。
6. 現在請求神聖力量淨化你和這顆石頭上所有可能會使你陷入不健康模式的意圖、決定或能量。

7.反覆想著你想要設定的新意圖。察覺、感受、擁抱、想像或全然地體驗這個新意圖。

8.在你的心眼中創造出一團光球，將你的意圖視覺化，並將該意圖帶給你的全部覺知都注入石頭之中。感覺這個新意圖從你的心，流經你的手臂、手掌進入到石頭之中。

9.認可這顆石頭現在已經攜帶此意圖的能量，當你握著、撫摸、攜帶或想到這顆石頭時，它將再度爲你的新意圖灌注能量。

10.當你開始根據新建立的承諾過日子時，請相信神聖力量會持續透過這顆石頭，同時也透過生命中的其他面向跟你接觸。

找出你的故事脈絡

故事脈絡是指那些導致精微圈扭曲的一連串事件。其中某些事件很具體，但多數且最重要的事件卻是無形的，是由你內在的反應及無意識決定所組成。

這個練習可以幫你挖掘出導致目前能量事件狀態的內在和外在經驗，並創造出更好的方法來滿足你對安全的需求。有時當你坦然承認這個故事脈絡時，精微圈會自然轉變。不論在你身上發生了什麼事，一切都是爲了你而發生的。

在找出造成能量問題的那些事件的發生順序，通常涉及以下五個要素：

1.自我囚禁。經歷過重大的創傷或痛苦，這樣的能量會將我們困在事件發生時的年紀。

那部分的自己從未長大，沒機會得到擴展、成長和飛翔。我們被囚禁在那些傷害我們的人事物所創造出來的能量網之中，我們必須救出這個受困、躲藏起來的自我，才能釋放出被囚禁的負面能量。

2. 安全受到侵犯。這裡指的是威脅到生存的事件、態度、人物或長期情況的本質。

3. 你的保全決策。為了生存下來，你必須迅速因應情勢做決定——速度可能會快到你在無意識決定要如何在能量上保護自己時，根本沒時間思考。問問自己，你曾為了生存下來做了什麼決定呢？

4. 症候群。無可避免的，你為求生所做的決定困住了你的發展，也衝擊了能量精微圈。這個決定使你發展出哪個或哪些症候群呢？這個決定對你有哪些短期和長期的影響？它至今如何持續影響著你？

5. 需求。事件原本應該要如何發生？假使你是被愛、受保護、受珍視的，你應該得到怎樣的對待？這就是你要做的事；這其中存在著如何修復能量精微圈的答案。

你準備好發掘出切題的故事脈絡了嗎？獨自進行這項練習，最容易的方式就是拿出筆紙，進行一次類似以下內容的引導式靜心冥想。我設計的這個冥想，當中有個步驟是向你的靈體詢問關於故事脈絡的問題。每個人都有靈體，也就是所謂的「智慧自我」。冥想過程中，會要求你去看見、體驗、聽見或感知這個智慧自我（那是不同於你的個別存在），而這有助於取得埋藏在潛意識中必要的答案與療癒。最後，你將與「智慧自我」再度結合，使療癒得以持續。

首先，找一個一段時間內不會受到打擾的安靜場所，盡量保持冷靜平和，找到一個自覺舒服的姿勢，沉穩地呼吸，引導自己進入內心。

現在請求你的內在靈體或智慧自我出現在心智之眼的螢幕前。花點時間認識這個智慧自我。她或他是什麼樣子？智慧自我的衣著如何？握有任何象徵力量的權柄或法寶嗎？

詢問智慧自我是否有名字可以稱呼，如果有的話，名字又有何意義？也詢問智慧自我是否願意幫助你回到你當前問題的根源。她或他若是同意，你就可準備在智慧自我的引導下展開旅程，回到過去。

你很快會發現自己到了過去的某個時空中。你將會觀察到當時發生的事件，請留意該起創傷事件的相關人物，在此你可以完整地重新經歷所發生過的一切，包括你的情緒反應。你能感知到創傷反應改變了你的能量場。

手中拿著筆紙的你，轉身向一旁的智慧自我詢問以下問題的意見。你能在聆聽的同時寫下你所聽到或看見的內容：

●這個經驗使我受到創傷是因爲：

●因爲這個經驗，我決定相信：

●因爲這個信念，我覺得：

●我決定要保護自己，所以我必須：

●要進一步保護自己，我的精微圈會變得像這樣：

●當我面臨會讓我產生相同感受的經歷時，我的精微圈會這樣做：

●於是，我的精微圈爲我創造出以下的症候群或問題：

●創傷發生時和發生後，我眞正需要的是：

●要得到療癒，我現在眞正需要的是：

●爲了能在目前的人生中得到眞正的保護，我的精微圈的形狀應該是：

●想要處在平安與被愛的狀態中，我要這樣做：

在詢問更多你自己的問題前，你和智慧自我會一起觀看受到過去經驗傷害的你。你們兩人一起伸出手和心，擁抱這個年輕的你。你向年輕的自己確保一切都修正了，並將這個自我摟得更緊，此刻的你、智慧的你、年輕的你全都融聚在一起，智慧自我將所有創傷轉化成喜悅的翅膀，將所有傷害轉化成恩典。

深呼吸幾口氣，記錄下你想寫的任何事物。然後回到全然覺知的意識狀態。明白你現在可以在任何想要的時刻，邀請智慧自我前來提供更多訊息和療癒。

靈對靈：鞏固、淨化與療癒的常用練習

這個練習是我在和求診者諮商時發展出來的，後來也把它運用在生活的每個面向。在工作坊裡，我教導專業的療癒者、醫生、護士、治療師和靈媒這個練習，事後多數人都說：「這是我唯一眞正需要的技巧——適用於任何事情！」

「靈對靈」共有三步驟，用來建立我們在與任何人投入任何活動時所需要的靈性精微圈。它能使精微圈保持清澈純淨，讓我們能夠爲自己或他人接收準確又清晰的訊息、指引、說明或療癒。

我建議你在跟那些會觸動能量症候群的人接觸時使用這個技巧，它能立即改變精微圈，斷開不健康的連結、維持關愛的連結，以及召喚更高存在的協助。

1. 肯定你是個完整、有力量且充滿愛的靈性存在。在做這個聲明時請將氣吸進你的心，感受到你的精微圈因此產生的轉變。
2. 肯定對方也是發展完全且充滿愛的靈性存在。感受存在於對方體內的靈體，並與之接觸。感覺那不健康的連結已經斷開，只剩下愛。（此步驟也可以用在你和一整群人之間，例如家人或職場，甚至是你和動物之間。）

3.召喚神聖力量降臨，立即把情勢轉換為它應該有的樣子，同時為你提供任何必要的洞察、保護、療癒或慈悲之舉。

你可以在跟任何人或團體接觸時運用上述方法，而不限於只用在會導致麻煩的人身上，我在進行諮商時也會用這個方法。首先，我會堅信自己的內在靈性，然後堅信案主的靈性。最後召喚神聖力量的協助，在案主進行轉化的過程中獲得支持，也為見證過程的我提供支持。此外，我也把這個方法用在與朋友連結時，只需在步驟2時接受他們的靈體即可。基於普世皆通的特性，這個技巧適用於所有的意圖和目的。

有人會問：「當我獨自一人，但又想轉變牽涉到某個有害人物或團體的情勢時，可以利用這個技巧嗎？」當然可以。對方不需在場，甚至不需還活著，也能施行步驟2。比如說，想像某個已經在你生命中消失的人或亡者的靈體侵犯了你的精微圈，如同上述步驟一樣，在步驟1肯定你永生的自我，然後單純的在步驟2跟不在場者的神聖存在進行連結。能量是不可分離的；只要一個思緒，就能立即將我們連結在一起，即使必須穿透時間和死亡帷幕也一樣。然後執行步驟3，肯定神聖力量的存在，等待轉變發生。

我也利用「靈對靈」的做法與指導靈連結。冥想時，我會堅信在場來愛我與協助我的指導靈、天使或大師的存在。我最常呼叫耶穌，而我許多的求診者則會召喚聖母瑪麗亞，有些人則會跟佛陀、觀世音菩薩或指導天使連結。若有任何疑慮，可請求神聖力量在步驟2和步驟3協助你。

運用色彩的力量

評估、淨化和建立能量精微圈時，運用色彩是最簡單也最有趣的一個方法。運用心靈意象（psychic images，心靈創造想像）的能力，我們可以透過覺察精微圈的顏色來評估精微圈，也可以運用不同顏色來進行療癒。

你的心智要如何獲得影像呢？我建議你進入冥想狀態，深呼吸，然後使用「靈對靈」的步驟，請求神聖力量開啓你的觀想能力。你也可以運用第一章描述的方法——「找出你的能量場」，來看見你的能量精微圈。

顏色療癒過程包括：(1)診斷、(2)淨化及(3)修復。

診斷就是檢查精微圈的顏色。我們知道靠近體表皮膚那一層的正確顏色是紅色，因爲紅色與生理能量精微圈有關。**紅色**其實是個籠統的形容，其色調包括棕色、赤褐色、赭色、玫瑰色或蘋果紅。同樣的，**橘色**帶也包括了各種深淺不一的黃色與橘色；**綠色**包括所有緊鄰綠色的藍色與靛色，而**白色**則涵蓋了紫色，但也延伸到銀色、灰色、黑色、粉紅色與金色。

診斷時，你基本上要確定正確的顏色要出現在該出現的位置。假使發現精微圈狀態不良，比如出現污漬或顏色暗沉、有破洞，或看起來有像水管一樣的能量索連接到他人或他物的能量場時，我們就可開始找出自己的能量場可能哪裡出錯了。

檢查時，你可以同時察看每個能量場，看看哪個引起了你的注意。如果你已經大概知道哪個能量場受損，就專注在該能量場。比方說，如果你覺得錢不夠用，就可以猜想負責調節物質狀態的生理能量精微圈可能出了問題。倘若你直覺感受到生理能量場的位置發出閃亮的櫻桃紅，代表這一層精微圈運作正常。接著，你可以察看其他三個能量場。如果紅色精微圈顯得暗沉有斑塊，則很可能有入侵能量混入了你的精微圈。如果紅色顯得黯淡，代表現在的你缺乏生命能量與熱情。如果紅色呈現不規則的波浪狀，表示你的生理精微圈很混淆，傳送給世界的訊息雜亂無章。此外，你看見精微圈出現裂縫或破洞嗎？如果有，代表你的能量正在流失。你看見形狀像水管一樣的東西從精微圈往外延伸嗎？你或許該順著它前進，看看當你在努力掙扎時，是誰正在分享你的生命能量，因此也在分享你的錢。

看見不該出現在這個精微圈的顏色，說明你的能量，諸如感受、想法和信念等混淆不清，又或者你承載著他人的能量。這些能量對你的精微圈有負面影響；反之，也有可能是你的能量精微圈出了差錯，製造出這一團混亂。比如說，你在應該是紅色的精微圈卻看見黃色，意味著負面想法侵害了你的身體健康。

要一勞永逸地修復精微圈問題，我們往往需要找到並處理問題背後的議題。我們可以運用「找出你的故事脈絡」這類練習來達到目的，但透過顏色的運用，可以做爲短期修復的緩解與對策。

不論你在精微圈上看見了什麼，比如顏色太淺或太深、出現破洞或干擾，你都需要淨化它。淨化能量精微圈最好的方式，是想像一道具有三種顏色之一的瀑布正川流不息而下，這道瀑布的顏色要視你的目的而定：

- **粉紅色**等於愛。你若是受到他人或他物能量的影響，粉紅色會以愛與關懷的形式將能量還給對方。事實上，它是將入侵能量還給對方的高我（Higher self），由高我依據神的意願來處理眞實世界的自我或靈魂。
- **金色**等於力量。如果你被所目睹的畫面嚇到了，或覺得被某種可怕的東西（如黑暗天使）或操控模式擄獲了，金色能產生立即的改變，它是能夠轉變一切的「神力」。
- **白色**等於純眞。假使能量場中的問題使你有罪惡感、困窘或羞愧，白色都能幫你和所有涉及其中的關係人重新回到純淨的本然狀態。

最後一道步驟是修復。修復其實是整個程序中最容易做的，主要是請求神聖力量或自己的高我幫你勾勒出這個精微圈是健康的景象。請注意精微圈的顏色、形狀、形態和相對的厚薄度，並檢查是否具穿透性，以及它該有的顏色和光澤。

同時問問神聖力量或高我，精微圈的內外側是否需要不同顏色。有時爲了安全起見，我們呈現給世界的顏色，會跟呈現給我們自己看的顏色不同。比如說，在能量場最靠近自己的內側以粉紅色來緩衝，能夠用愛來慰藉自己；而在外側安置銀色，可以將謊言與不眞實折射出去。然而，如果你有說謊的問題，就可能需要把銀色放在最靠近自己的能量場，以協助你說真話；並且可能選擇在外側放置粉紅色，讓愛能從自己流向他人，爲過去的欺瞞贖罪。

但要注意的是，能量場中央部位應該永遠維持正確的顏色。例如，你可以在生理精微圈的內側使用粉紅色、外側使用銀色，但能量場的中間帶應該維持紅色。

精微圈顏色各自不同，代表的意義為何？

以下簡單介紹各個能量場基本顏色的意義，先來說說跟四大主要精微圈相關的健康顏色，同時也說明顏色若是太黯淡、太淺或太深可能會發生什麼情況，並建議你要強化太淡的色彩，並讓深沉的顏色回復光澤。在以下的簡介最後，我還條列出各種入侵能量的類型，除了它們的負面影響之外，也描述了它們在生理上所顯現的方式。

生理能量：紅色系

紅色

熱情、力量、活力、生命能量、性能力、體能、基本需求、樂趣。

- **淺紅色：** 缺乏熱情、力量、金錢、工作或性生活；健康情況不良及（或）自我認同感低。可能有某人或某物正在吸取你的生命能量。
- **深紅色：** 暴力、虐待、成癮、貪欲、憤怒、物質主義。你或許遭到他人生理能量的侵入，可能有能量索在製造生理問題。

棕色 穩固、扎根、實際、務實、永續、滋養、與大自然連結。

- **淺棕色：**不穩固、滋養不足、迷糊、輕率。某事或某人（如某位祖先）正在偷取你的身體能量。
- **深棕色：**心理或生理上受壓抑的毒素；貪婪、貪欲。家庭或其他祖先能量、大自然的干擾或毒素，或是與祖先連結的能量索正在破壞你的生理精微圈。

情緒能量：橘色系

橘色 感受、創造力、孩子般嬉戲的能力、喜悅、歡樂、感官感受性、表達、精力。

- **淺橘色：**缺乏喜悅或玩樂、情感壓抑、無感、喪失創造力、害怕情感。有人打劫了你的情感或創造渴望。
- **深橘色：**冷漠、悲痛、羞愧、厭惡、罪惡感。精微圈存在著他人的感受；能量索正在讓情緒流失中。

黃色

心理活動、個人力量、工作成就、樂觀、感應靈通訊息的能力、消化與詮釋訊息的能力。

- **淺黃色：**思考不周、缺乏直覺訊息的流動。你的思緒不在這裡，某人或某事奪走了它們。
- **深黃色：**猜疑、偏見、歧視、批評、貪求。你抓著他人的心理問題、想法和信念；精微圈出現了情緒能量索。

關係能量：綠色系

綠色

療癒、互動的愛、平衡、和諧、連結、平靜、適應力。

- **淺綠色：**缺乏愛、需要療癒、不夠愛自己、失落的連結。有人掌控了你的關係能量和療癒能量。
- **深綠色：**欺騙、羨慕、嫉妒。你掌控著他人的關係能量；精微圈出現了關係能量索。

藍色

口頭與直覺上的溝通、來自天上的指引、邏輯思考、分享、聆聽、真相。

- **淺藍色：**壓抑的知識或智慧、隱藏的真相、失落的真相、不肯分享想法。有人控制著你的溝通能力。

●**深藍色：**偏重分析式思考、過度使用知識而忽視心之眞理、沮喪的觀點、怨恨。你正緊握著他人的眞理或知識不放；精微圈出現能量索，將他人的關係訊息輸送給你。

靛色

你在更高的真理與原則下運作著、受到啓發的智慧、忠於真理；你與靈性有連結。

（這個顏色不是有就是沒有，不存在負面能量。）

靈性能量：白色系

紫色

願景、策略、未來、神祕的認知、無限的可能性。

●**淺紫色：**缺乏願景；對自我形象、意向、未來、方向和目標感到困惑。他人可能阻擋了你的命運。

●**深紫色：**努力過頭、多重且混雜的方向與目標、企圖取悅太多人、身體或自我形象出了問題。你可能緊握他人對你或實相的觀點不放；精微圈有能量索將你拉扯到錯誤的方向，或讓你爲他人而不是爲你自己和神聖力量服務。

白色

純淨、靈性目標、覺醒、純真、靈性之光、與神聖力量的連結。

●**淺白色：**你拒絕神聖的愛；你缺乏關於自己命運的認知及一個表達預知能力的管道。他人可能控制著你的靈性生活。

- **暗白色：**你與靈性目標之間的關係或在靈性道路上，受到他人或靈體、能量索或其他約束的支配或控制。

其他顏色

以下這些顏色具有多種意義，可能出現在能量場中的任何位置。我會說明這些能量的正面效用及負面效應。

粉紅色　愛、連結能力、無私、溫柔。

粉紅色無法產生負面效應，只有色澤深淺（即力量強弱）變化。比如說，你和某人分享粉紅能量，顏色越深，愛情就越浪漫；顏色越淡，兩人的愛更像朋友一樣。

銀色　轉移負面性、開啓更高層次的溝通、傳達神性真理。

只有在用來對付你時，銀色才有負面作用，比如說，某人或某個靈體可能會在你周圍圍起銀色，此時它的作用就像一面鏡子，會將你的能力、想法、情緒及關係上的需求反射回去，阻礙你與世界溝通，所以你的需求將無法獲得滿足。同樣的，某些負面靈體也會建立起鏡面，將你的靈性之光、天賦或愛轉移給它們自己，藉此偷取你的能量，使能量無法到達你想要的目標。

灰色

隱藏、掩蔽、渾濁。

灰色沒有壞處，當灰色在能量精微圈穿梭時，能夠使我們躲開掠奪者或其他對我們不懷善意的人。倘若灰色過量，則表示我們正在藏匿某種事物，或者某人藏匿了某種事物不讓我們發現。

黑色

汲取、消沉沮喪、壓抑。

從正面來看，黑色能隱藏我們，爲我們提供呼吸、思考和存在的空間。這是個神奇的顏色，既能消除過去的想法和事件，使我們能全然處在當下；也會去除、抵銷及製造祕密。但是有心操控的人或靈體也可能將我們包覆在黑色之中，使我們無法取得自己的力量。

負深綠色

這個獨特的綠色是古埃及人所熟知，儘管它被稱為「負」，卻是個正面的顏色。

這是一種靈性傳送波，能夠從靈性領域將訊息及療癒能量傳遞到這個領域中。要召喚它，只需要集中精神在神聖力量和會帶來美好事物的天使信使身上。

金色 可稱為「神力」、更高的良善、和諧、理想主義。

金色能瞬間創造出必要的轉變。它永遠是美好的，是創造、質變、煉金術和轉變的神性色彩。但是要小心，如果要使用它，我們必須要有心理準備，因爲神的旨意將會主導，我們自身的意願必須退到幕後。

靈性能量中心：脈輪與精微圈

你的精微圈或靈光場只是你能量結構中的三個組成之一而已，它們是精微體或靈性體，是隱藏於物質實體之下的眞實存在；其他兩個組成元素是能量通道（即經絡）及脈輪。脈輪與你的靈光場緊密相連，所以也和精微圈息息相關。

脈輪是靈性能量中心，管理我們身體的內部。雖然有些脈輪會延伸到體外的能量場中，但主要是位於人體裡面，而且每個脈輪都會透過一個主要內分泌腺體固定在體內。由於各個脈輪負責調節不同的生理、情緒、心智和靈性事物，因此往往也掌握了使精微圈受影響的各種議題。

每個脈輪分別搭配特定的靈光場層次，而靈光場會回應脈輪的訊息，決定哪些能量可以進入你的能量體系，而哪些必須排除在外。因此，你的精微圈可以反映出脈輪的狀態，這是何以它能追蹤精微圈的問題，反推到相關脈輪或脈輪部位。下文涵蓋了脈輪的基本資訊，我們可以透過這些能量中心來診斷、淨化及修復精微圈。

我採用的是十二脈輪系統，如同能量精微圈一樣，也把它們分爲四大類：生理的、情緒的、關係的及靈性的。每個脈輪依此分類，在表1中我整理了脈輪的名稱、顏色、位置（生理位置及掌管的內分泌腺體）、身體機能及其他掌控的生命機能，還包括各脈輪開始發展及套上信念、程式及模式的年紀。這些細節將會幫助你運作及療癒你的能量精微圈。

靈性脈輪包括第六及第七這兩個位於體內的主要靈性脈輪，以及五個體外脈輪中的其中四個脈輪（另一個體外脈輪是第十輪，其主要作用是生理的，是個生理脈輪）。

我們在五十六歲時，脈輪的發展開始重新循環。在五十六到六十三歲之間會重返第一脈輪，六十三到七十歲之間回到第二脈輪，七十歲到七十七歲來到第三脈輪，七十七到八十四歲在第四脈輪。你有成千上萬種方式利用脈輪的知識，來創造及療癒能量精微圈。以下是其中幾種最有用、最有效又簡單易行的方式。

診斷。多數人會在面臨人生挑戰及想創造更好的生活時尋求協助。要找出該在哪個精微圈下功夫，要先運用心靈力量檢視你的脈輪，找出問題屬於哪個脈輪。金錢問題？這屬於第一脈輪。這個脈輪位於生理能量領域之內，因此你可以同時處理你的第一脈輪和生理精微圈。雙腳有毛病？這屬於第十脈輪，也和生理精微圈有關聯。

淨化。用來清理精微圈的技巧也可以用在脈輪上。假使要處理的是金錢問題，你可以運

表 1　四大類人體脈輪

分類	排序	顏色	身體部位 內分泌腺	主要功能	發展年紀
生理脈輪	第一	紅色	臀部 腎上腺	平安、防禦、性能力、基本需求、錢、排泄器官、生殖器、臀部、生理性直覺	子宮～ 6 個月大
	第十	棕色	腳與腿 骨頭	與自然的連結、祖先基因傳承、雙腳、腿、環境直覺	胚胎著床前及 35～42 歲
情緒脈輪	第二	橘色	腹部 睪丸與卵巢	感受、創造力、慈悲、腸道、性器官、情感上的同理心	6 個月～2.5 歲
	第三	黃色	太陽神經叢 胰腺	想法、信念、力量、工作上的成就、消化道健康、心智上的同理心	2.5 歲～4.5 歲
關係脈輪	第四	綠色	心 心臟	愛、關係、關懷、療癒、心、肺、胸腔、胸部、關係上的同理心	4.5 歲～6.5 歲
	第五	藍色	喉嚨 甲狀腺	溝通、真相、指引、演說、喉嚨、下顎、牙齒、口語上的同理心、通靈	6.5 歲～8.5 歲
靈性脈輪	第六	紫色	前額 腦下垂體	願景、策略、未來、眼睛、身體意象❶、遙視能力	8.5 歲～14 歲
	第七	白色	頭頂 松果體	靈性、意向、與神性連結、覺醒、更高層次的學習、睡眠、心情、預言	14 歲～21 歲
	第八	黑色 銀色	頭頂上一寸 胸腺	薩滿、時間旅行、取得阿卡西資料的管道、靈魂議題、免疫系統	21 歲～28 歲
	第九	金色	頭頂上一呎 橫膈膜	和諧、靈魂程式、通往愛的力量之路、呼吸	28 歲～35 歲 胚胎著床前
	第十一	玫瑰色	身體四周 結締組織	控制自然與超自然力量的能力	42 歲～49 歲
	第十二	透明的	環繞 所有靈光場	反映個人靈性與靈性天賦，以及體內 32 個次要脈輪位置	49 歲～56 歲

❶ Body image，個人對自己身體所形成的一種心理影像，簡單來說就是個人對自己身體的看法。這是一種對自己身體特徵主觀性、綜合性及評價性的概念，包括個人對自己身體各方面的了解與態度，也反映出個人所感覺到他人對自己身體外觀的看法。

用第七章關於生理精微圈那一節提供的方法，直接用來處理第一脈輪。例如，你可以設定意圖去淨化第一脈輪中關於他人的金錢問題，然後將此意圖注入到某個寶石之中。

療癒。療癒相關脈輪可以直接影響某個精微圈的問題核心。使用「找出你的故事脈絡」這個方法，來找出這個脈輪和相關精微圈受損的原因。如果你想要找到能解釋問題發生的那個當下或經驗，可能需要穿越時空回到在子宮內或新生兒時期。至於關係上的議題呢？請走進你的內心，回到剛開始上學的那些日子，或許能找到答案。同樣的，應用於相關精微圈的療癒過程，也可以幫你療癒你的脈輪。

聲音、形狀與數字，也有療癒力量

幾千年來，全球各地的療癒者早已明白我們是由振動頻率所組成。聲音、形狀和數字，代表或維持著能夠協助淨化及療癒四組能量場的振動頻率。

理想上，我們應該暴露在與個人諧波（harmonics）協調的頻率中，個人諧波是我們的靈性本體。能量精微圈會欣然接受適合我們的振動，並折射出去或轉化不適合的振動。假使我們的精微圈很健康，將會允許可創造工作、金錢、關係和身體舒適狀態的能量進入。適合眞實自我的能量，會透過所謂的共鳴作用給予滋養與療癒。反之，如果精微圈受損，就會將正向諧波能量阻擋在外，而允許不協調的波段進入，這是導致生活中某個領域不舒適而致病的原因之一。

以下要介紹的，是如何運用聲音、形狀和數字，多方面創造精微圈健康的基本方法。在本書第五章至第九章中，所討論的強化精微圈技巧也包含了這些資訊。

聲音療癒：眾神之歌

聲音是一種物理波，可以穿透我們周遭的能量場，對身體產生近乎立即的效應。其中能與眞實自我共鳴的聲音，會成爲靈性路途和日常生活的支柱。反之，無法與眞實自我協調的聲音將會對生命造成損害，甚至帶來疾病。

已有相當多的研究證明，聲音具有療癒效果。麗雅．史凱隆（Lia Scallon）在〈聲音的療癒力〉一文中，爲許多知名作者的研究做了相當精彩的總結，這些作者包括唐．坎伯爾（Don Campbell）、約翰．博利厄（John Beaulieu）、克里斯．尼爾（Chris Neil）、大衛．赫爾斯（David Hulse）、史帝芬．赫本（Steven Halpern）等人③。史凱隆特別提出其中一位聲音研究者，即法國醫生亞夫雷德．托馬提斯（Alfred Tomatis）的發現：耳朵是第一個與大腦發展中的神經系統產生連結的人體器官，妊娠第二期，胎兒就能聽見聲音。這個連結在發展階段若受到干擾，比如暴露在父母或母親子宮外的負面或殘酷的想法或言語中，會對孩子日後的生活造成聆聽、學習及情緒上的障礙。托馬提斯也發現有兩種聲音經驗，能使子宮內的自我感到喜悅且增進健康，那就是聲音高亢的母親聲音，以及莫札特的音樂。研究人員唐·坎伯爾的研究顯示，莫札特的音樂可以刺激負責創造與積極行動的大腦部位。

現代生活面臨的問題之一，是我們持續不斷地處在低頻聲音中，導致身體失調，造成壓力與疾病。大自然的高頻振動能夠抵銷這些具破壞性的振動，刺激圍繞頭部的能量場，使之以每秒八循環的速率產生共鳴，這與地球本身的電磁波頻率一致，也與我們進入深度放鬆或冥想狀態時達到的腦波頻率是一致的。

這些研究及其他發現在在告訴我們，音樂是建造能量場的重要工具。任何具母性與傳達出愛的歌曲、聲音或音調，都能在我們體內創造出立即的療癒效應，幫助我們維護精微圈。莫札特、巴哈、布拉姆斯、蕭邦及其他古典音樂作曲家的音樂，都被證實可以改善我們在社交、情緒、心智和生理上的健康。音樂進入能量場時，能滋養這些重要的靈性精微圈。同樣的，讓自己暴露在大自然的聲音之中，也能加強我們與地球電磁場的連結，強化能量精微圈，以及促進令人放鬆的腦波。

不同身體部位和能量場會對不同的聲音有反應。古人常將特定的音調及音節，跟脈輪串連在一起。就如上文提到的，當你透過振動來滋養脈輪時，你同時也滋養了相關的能量場或精微圈。

表2整理了七個人體脈輪、相關能量場與相應音節的關係，你可以透過吟唱、念誦、思考或哼調來讓精微圈產生可預期的轉變，以及隨之而來的內在效應。（我在進行生理療癒時會教導這些聲音的運用技巧；你也可以在生活的各個領域上運用。）

表 2　聲音與能量精微圈的關係

精微圈	脈輪／能量場	梵音	八度音／音調	精微圈轉變後的結果
生理	第一	Lam（拉姆）	C	促進身體健康；釋放成癮習慣；吸引金錢、工作及正向的主要關係、耐心
情緒	第二	Vam（法姆）	D	幫助我們感受情感；釋放情感，日益喜悅；促進感官的感受性及創造力；促進腸道及性健康；強化腦下垂體的振動和「重返純真」
	第三	Ram（羅姆）	E	強化心智清晰度，增強心智與個人力量，改善消化問題，增進靈性光芒與自信
關係	第四	Yam（亞姆）	F	吸引愛與正面關係；改善胸部、肺與心臟的健康；增進滿足感
	第五	Ham（哈姆）	G	強化溝通能力及說真話的能量；吸引指導；促進甲狀腺健康；強化聽力；啓動飲食的控制力，鼓勵選擇健康食物；活化生活所有面向的統合力量
靈性	第六	Om（嗡）	A	強化視力與眼睛健康；改善與高我的連結；使我們看見未來與可能性；改善自我形象；為生活、身體及其他面向建立靈性基礎
	第七	無	B	幫助我們找到自己的意向，並與之連結；強化與神性的連結；為生活所有領域帶來平衡；強化高層次腦部功能，如學習與思考；鼓勵在日常生活中實踐自己的靈性目標

運用形狀重新形塑精微圈

西元前五世紀，數學家畢達哥拉斯早就堅稱聲音可以製造出幾何圖形，而且所有形狀中都存在著音樂，音樂也能創造出形狀與形態。④一七八七年，德國物理學家恩斯特・克拉尼（Ernst Chladni）從聲波中製造出可見的結構；一世紀後，瑞士科學家漢斯・傑尼（Hans Jenny）將這個現象進一步延伸，透過振動在細砂中創造出美麗的形狀。

這個將聲音轉變爲形狀的過程稱爲聲音可視化（cymatics，把聲音形象化）。日本物理學家江本勝（Masaru Emoto）以這個研究爲基礎，將正面與負面訊息傳送到水中，接著以高速攝影的方式拍下水分子結晶反應後的改變。他發現正面的用詞（例如愛與信任）、正向訊息及和諧悅耳的音樂（如莫札特的交響曲），都會將水分子結晶成可愛的六角形；而負面訊息，例如「你使我感到噁心」，則使水分子結構變得扭曲。根據研究結果，江本勝相信水結晶會在最佳狀態下呈現出六角形，當它們在與大自然或靈性眞理和諧一致時，就會創造出這些形狀。反之，當水分子暴露在低頻聲音或負面想法時，它們確實會呈現出失調狀態，因此形狀變得扭曲醜陋❷。

❷相關照片可參見江本勝的著作《生命的答案，水知道》（*The Hidden Messages of Water*）及《水的奇蹟》（*The Miracle of Water*）等。

聲音可視化及江本勝的研究，都顯示聲音和形狀緊密相關。如同聲音，形狀也能在能量場中創造出療癒效應。每種形狀都是一種模式，可以調節能量在精微圈四周及內部的流動，告知身體的電力能量如何回應外來的刺激。透過改變能量場的能量，你可以改變身心能量與健康。

埃及建築師亞伯拉罕．卡倫（Ibrahim Karim）在三十多年研究後發現，幾何形狀具有驚人的效應。比如說，在由埃及國家研究中心主導的一項研究中，就顯示各種簡單的形狀能讓病菌停止複製。卡倫經常做的是，在受試者身旁擺放三角形、方形或圓形等形狀的東西；同時他也把任何能誘發思緒的形狀，建立了一份詳細的索引，其中顯示包括螺旋形及直線等各種形狀都能促成身體的不同變化，例如心臟病的療癒或體內新細胞的生長。另一個計畫經埃及農業部評估後，發現利用卡倫的方式（其中就包括形狀的運用），能讓生長在能量平衡環境中的雞隻，比投予抗生素及生長激素的雞長得更健康、更快速。荷蘭瓦格寧根農業大學（Wageningen Agriculture University）教授彼得．摩爾斯（Peter Mols）把卡倫的方法，稱之為生物幾何（BioGeometry™）能量法，他發現這個能量法可在施用過殺蟲劑和化學肥料的地區，種植出健康的有機作物。⑤

你也可以使用形狀來改變能量，在你本身的四組精微圈周圍想像出需要的形狀來賦予精微圈力量：透過冥想或（及）內觀法，觀看整體能量場的形狀及能量場內的各種形狀，然後將你所想像的形狀嵌入能量場中以獲得不同成果。此外，穿戴上面有某種形狀的衣物，也能在生理能量場中創造出想要的效果；在室內掛畫或擺放各種形狀的小物件也有同樣效果。本書第五章到第九章還會介紹其他的形狀能量改運法，都能轉變能量精微圈的現狀。

雖然形狀有成千上百種，但基本形狀卻只有三種。我曾向兩位西伯利亞薩滿（其中一人是醫療師）、一位祕魯薩滿及夏威夷巫師薩吉．金（Serge King）等四位導師學習多年後，學到了這三種基本形狀及其意義。

正方形。正方形是穩定與力量的符號。四個角的能量最活躍，當它們觸碰到某種事物或某人時會激發出反應。如果你想要實現某事，可以想像一個正方形，把願望放在中間，並讓四個角觸及整個大畫面的每一部分。比如說，我最近需要二萬五千美元好幫兒子上大學，我想幫忙的渴望和我想鼓勵他負起還錢責任的渴望一樣強烈，這是個精微圈議題。我也想確保與孩子父親之間有個穩固的精微圈，所以我不想一肩扛起所有工作與責任（我很清楚我是一頭好騾子）。

我在腦海中想像了一個正向的結果，但沒有想像過程會如何發生。連續幾天，我上床睡覺時都會想像錢匯進了學校，而我自己和兒子的父親是負責送錢的管道，但我兒子的名字出現在一張借條上。我觀想這個畫面存在於一個盒子裡，看見盒子的邊緣觸碰到外面的空間。我知道神聖力量會讓事件發生，並以我想像不到的方式發生。幾天之內，一個出乎意料之外的結果出現了。我兒子爸爸的一位有錢又好心的朋友出手幫忙，我母親也伸出了援手，我的兒子還簽了借據答應負責還錢。我所有的需求都滿足了。

在能量場中嵌入正方形（或長方形）可以保護你，讓你保持穩定。假使你透過心靈力量檢視能量場時，發現有個小方塊卡在裡面，請看看這方形之中有沒有東西；不論你在方形中發現什麼，那都是你所儲存、壓抑或隱藏的東西。我們經常會把情感、信念、記憶、他人的能量、自己的部分靈魂及夢想隱藏起來。當隱藏的情感越來越多時，就會創造出憂鬱症。

天賦與能力，往往是儲存在能夠表現出它們的相關脈輪之內或附近。你的錢總是不夠用嗎？你或許在第一脈輪壓抑了可以具體顯現事物的才能。你在職場上沒有得到什麼成就嗎？你可能需要疏通第三脈輪，以取得必要的力量去建立和維持你的精微圈。

總括來說，各個脈輪的獨特能力是：具體實現（第一脈輪）；創造力與慈悲心（第二脈輪）；行政能力與心智敏銳度（第三脈輪）；療癒及跟他人的連結（第四脈輪）；溝通，包括演說、書寫及音樂天分（第五脈輪）；觀想及策略（第六脈輪）；離苦得樂，創造一切美好及照料他人（第七脈輪）；薩滿療癒及神祕旅程（第八脈輪）；在紛爭中創造和諧（第九脈輪）；出於善意使用天然元素與力量，比如自然療法（第十脈輪）；指揮自然與超自然力量，擔任領導者（第十一脈輪）。你的第十二個脈輪中，則存在著專屬於你的個人天賦。

變形的方形、缺角或周邊破損，都代表保護有漏洞或精微圈被入侵。我們需要修復這些方形，使它們能再度執行正確的任務。

我經常會想像一個方形圍繞在我的房子或車子四周，以此增加一些額外保護。

圓形。圓形是促進關係、和諧與連結的符號。在兩人或多人（或生物）之間出現的圓，負責召喚能量交換。請檢查這股能量，假使它發亮、充滿愛，代表能量交換是正面的：假使它是負面或暗淡無光的，意味著這個能量交換正在傷害你，並且正在製造出症候群。

想像一個圓包圍著你，貫穿所有的精微圈，藉此強化你的整體性，並將愛的能量傳送給他人。在此同時，也會自動創造出一個「神聖的圓」，這是一個只有愛能進入的保護空間。你可以在心中爲部分的自己，例如內在小孩或某個想法畫個圓，確保它們安全無虞。

如果你不斷接收到他人或環境釋出的能量，可以想像你在腳下畫個圓（銀色的圓最好），不論你走到哪它都會跟著移動。這個圓將會淨化你行走的地面，並且向上發光穿透你的整個能量場，把負面能量反射出去。

倘若有破損的圓夾在你的能量場中，或擴展到你跟某人之間，這代表破裂的關係，而且對你來說，很可能是背叛或心碎的場面。想要修復關係，就要把圓形復原，但在修復之前，請先確定你眞的想恢復這段關係。因爲，或許對你們來說，最好的做法是將圓完全消除，徹底斷了雙方的關係。

如果你的能量場或體內出現小圓圈，請檢視圓形內部有什麼東西或能量。因爲這代表你正受困於關係議題、或你對一段關係的眞實情感，或是你不想揭露的某部分的你。

螺旋可視爲圓形的一種變形。逆時針旋轉的螺旋會帶走能量，可以用來把不好的能量帶離能量場。順時針旋轉的螺旋負責帶入能量，可以用來將好的能量來源附著在自己身上。

三角形。三角形與金字塔有關，代表創造力、心智活動及與神性的連結。三角形能強化或放大能量，因此要小心你在能量上放進了什麼東西。它可以增加負債或富足，可以添加疾病或增強療癒效果。

在身體四周套上三角形，可促進活動力與成長。假設你想寫一本書或報告，可以將你的好點子放進三角形裡，然後看著你的創造力爆發開來。

你可以將三角形放進任何精微圈或其中任何需要療癒的部位，以促進改變和轉變。如果三角形出現破損或有斑點，代表能量發動不起來，你一定有缺乏邏輯或沒有思考清楚之處。如果有破損的三角形把你跟某人、工作、財務或計畫連接在一起時，顯示你沒有正確察覺到正在發生的事，或你的互動方式出了差錯，需要修正。

十字或X形：X可視爲十字的變形，象徵了十字路口的神奇特性。看見十字形狀（如T字形）出現時，代表保護。X也有阻擋或封鎖的作用，會擋住通往負面之路，防止有形與無形的掠奪者進入。十字形存在的原因不一，也可能會阻擋了智慧、眞理與愛。

想想德國納粹對十字形萬字（卐）的使用，十字逆向流動，使它更像X而非T。納粹抹除了跟隨者的自由意願，在他們的能量精微圈中插入某個訊息。當我在某人的能量場中看見X符號時，我知道這個能量標記要告知世界的是：有人正在以不當的方式對待他或她。這類印記使我們無法碰見好對象、賺不到錢、找不到工作或無法獲得療癒。它們往往也顯示某種症候群的存在，因爲能量標記會確保能量模式反覆出現。抹除這些能量標記很重要，如此你才能擺脫舊有模式。

運用數字來轉變你的世界

博學多聞的古人相信數字代表了宇宙的基本原理，爲實相的奧祕提供唯一眞實的解釋。如今，許多科學家透過數學、頻率、幾何及其他以數字爲基礎的各種方式，來解釋療癒過程、創造新的治療形式、解開醫學謎題。這個概念是一門神祕難解的學問，也是命理學的一部分，命理學是數字的實務應用。跨越時空的各種文化都將實相簡化成數字方程式，即便到了今日，各種類型的術士從生日、天象、名字筆畫和其他概念中推斷出數字方程式，用來解釋每個人的性格、生命課題、靈魂目的、健康問題與解決方式、愛情與婚姻的可能性，也預告未來事件。

我喜歡在跟精微圈有關的事上運用數字。將數字應用在精微圈最有效的方法是：想像你挑選的數字印在脆弱或受損的精微圈外側，或印在受某種症候群影響最深的部位。這個數字會利用它本身的頻率融入能量場中，製造出改變。比如說，你若一直受到他人情感左右，把數字1插進情緒精微圈中，將會幫你把自己擺在第一位。

以下是數字1到10，以及某些大於10的有力數字所代表的部分意義：

1：啓動與開始；祈求造物者；所求如願，並將自己擺在第一位。
2：代表配對與二元性；平衡關係；創造健康的聯繫；分享力量。
3：反映樂觀；代表創造的數字，使起點與終點交會；終結混亂。
4：代表基礎與穩定；扎根；達到平衡。
5：升揚與進展；創造做決定的空間；提供能夠隨心所欲發展的能力。
6：服務的數字；顯示光明與黑暗、善與惡的存在，並在兩者之間做出選擇。
7：代表神性原則；爲愛與恩典敞開心胸，消除對於神聖之路的質疑。
8：力量與無限的符號；建立反覆出現的模式，顯現因果；可用來消除舊有的和根深柢固的模式或症候群。
9：代表改變與和諧；去除老舊循環，開啓新循環；能消除邪惡。
10：建造與重新開始。這是有形物質的數字，能在地球上創造出天堂。
11：代表靈感；解放個人神話❸；敞開心胸接受神聖力量；消除自尊問題。
12：掌控世間事；通往神性自我，但仍保有人性；善於原諒他人。
22：使你所做的任何事都能成功。
33：教導與接受自己的智慧；召喚出勇氣與紀律。

以下是將數字運用在能量場，以轉變能量症候群的一些建議。

- 受害者症候群（包括吸血鬼、騾子和療癒者症候群）使用數字1。受害者症候群會讓你將別人擺在第一，不斷承擔他人的能量。
- 想要與某人在一起，但又不想像受害者症候群一樣不斷付出，可以使用數字2。
- 無邊界症候群或環境症候群讓你持續處在混亂中時，可試試數字3。
- 太常被他人左右而需要落實扎根時，使用數字4。這個數字對所有症候群都有益。
- 工作過度（比如騾子症候群），需要不同的人生時，可試試數字5。5也適用於破解反覆不斷的紙娃娃症候群。
- 若是受到邪惡侵擾（比如靈通體質症候群），或想要選擇更高層次的服務來消除無邊界症候群的混亂時，可以召喚數字6。數字6也適用於幫紙娃娃症候群者去面對及釋放無意識的反覆模式，找到更快樂的方式來回應生命。
- 任何症候群都可試試數字7，因爲它會祈求神聖力量的幫助。
- 數字8可破解或消除由紙娃娃症候群造成的循環。
- 數字9搭配任何數字，可用來告知你要結束的是哪個症候群。
- 插入數字10來強化你的新意圖。

---

❸認為自己的想法具有獨特性、全能性及不可毀滅性，相信自己的能力勝過他人，自己的思考、感受是獨一無二的，對事情與言行的判斷因而深受影響。

- 數字11可以取得靈性指引，轉變造成症候群的故事脈絡。
- 在處理靈性精微圈時，可使用數字12來強化原諒。
- 在精微圈中置入數字22有助於獲得成功。
- 無邊界症候群及靈通體質症候群，最適合使用數字33來開啓自己的智慧。

利用寶石和金屬，為精微圈提供能量

不管是貴重寶石或半寶石，都具有振動頻率，可以用來設定意圖，包覆及反映你的特定需求、目標與渴望。它們的振動頻率能跟我們身體互動，這是因爲人體系統內有許多是由會產生晶格的細胞所組成，其中包括骨頭⑥和部分的結締組織及神經系統，我們將會在第五章討論。這表示存在於晶格內或透過它傳送的能量，會直接進入身體細胞，尤其是那些具有結晶形狀的細胞。我們是完美的「傳送者與接收者」，因此能夠利用寶石來承載我們的意圖，並將此意圖轉移到體內來支持我們的目標，包括淨化、療癒及維護精微圈。

把意圖設定到寶石中，是強而有力的改運做法，因爲寶石會一直「記得」你的意圖，而你的身體不會。寶石內部的晶格比人體的晶格更穩定⑦，因此可以當作模版，在我們漏失時，將意圖重新設定到體內。你可以把某種請求透過設定或祈禱，灌注於寶石中，這顆寶石會像個教練一樣幫你走在正軌上。

以我爲例，我就曾經使用寶石的力量讓身體組織重新長出來。幾年前，我的背部曾經受創嚴重，當時我使用了許多水晶（每個脈輪各有一顆水晶），將療癒力量帶到脊椎的相關部位。事實上，我向這些水晶祈禱，然後把它們放進水裡，再把水喝了。我的背部在沒有接受任何實質醫療的狀態下，七天之內就完全康復了。

是什麼讓寶石能夠擁有這種驚人力量？答案是能量。科學證明所有事物都會振動，並且帶有訊息。所有石頭基本上都能保留、攜帶及轉移不同類型的訊息，關於這個主題最有意思的發現之一，是由IBM研究員馬賽・沃格爾（Marcel Vogel）所執行的研究。在發現人類與植物等存在之間具有微妙的能量連結後，沃格爾迷上了水晶的力量。他設法證實了他的呼吸和思緒的轉變，使距離八呎、八百呎和八千英里遠處的植物產生了反應。直到他於一九九一年去世之前，沃格爾一直嘗試著要找出更多水晶的療癒特性及實用性。他認爲水晶是能夠回應、儲存及製造精微能量的元素，這些能量可以提供療癒及其他實際應用。在他眾多的發現當中，包括他能讓水旋繞在一顆調諧過的水晶四周，並改變水的特性，將之轉變成資訊儲存系統。⑧由於水分占人體體重的百分之七十，因此當水晶改變了體內的液體程式時，也等於轉變了人體的設定資訊。沃格爾也發現到，當水晶與人類的思想互動時，會出現不同的生長方式，它們的組成可以反映所接觸的資訊內容。

沃格爾說水晶既奧妙又複雜，它們會回應「載波」❹或是知覺及微妙的思緒，並且根據水晶的切割、大小、顏色及類型來放大思緒。然而，沃格爾認爲終極的載波是愛：透過意圖設定到寶石中之後，愛能在我們與寶石互動時，創造出最有益的效應。⑨

寶石傳遞的能量非常強烈，我在第五章到第九章會附上使用不同寶石的建議。例如紫水晶可驅除負面性，強化個人願景，非常適用於擋開可能的「吸血鬼」或精神上的攻擊，使我們不受影響。粉晶能夠傳遞愛，將我們提升到更高的思想與行爲層次。不過，我略過了使用寶石開運時通常會教導的技巧，比如清潔、淨化及挑選，因爲我認爲我們只能以愛來選擇、攜帶與賦予寶石意圖，才能使它們爲所有關係人服務。運用前述的「靈對靈」模式與意圖設定練習，將可確保你能正確地運用這些重要物件。

金屬也能傳遞能量。在東印度地區具千年歷史的科學——阿育吠陀法中，所有金屬都可用來療癒、強化及保護。比方說，銅能減少脂肪（比如腰部厚厚的那層救生圈）；黃金可提高智能；銀可減緩發炎現象；鐵可改善循環問題。這些金屬是經由周密的純化過程生產出來，才不致傷害身體，而且這些通常是穿戴用的飾品，不是食品。⑩

就能量精微圈而言，我們只需要了解黃金與銀的主要益處，這兩者是最普遍的鹼性金屬。黃金可以吸引及吸收能量，而銀能折射能量，但也會將能量以有用且安全的形式轉移給我們。你只需佩戴這些金屬（甚至只是金黃色或銀色），就能發揮作用。在下面的篇章中，我會更進一步提供金屬飾品的佩戴建議。

連結宇宙能量場：適用所有問題的方法

不論你的能量問題為何，以下這個觀念都會使你得到近乎立即的支持與療癒：**你被一個活生生且無條件愛著你的宇宙能量場環繞著。**

科學家花了好幾百年的時間研究，想要找出始終如一的自然法則與失序的量子物理之間有何連結（愛因斯坦的統一場論推斷兩者必然相連）。雖然量子物理學對於本書主題——精微能量或超自然能量有較佳的解釋，但我們是活在自然世界的正常生活中。我們的靈性能量中心、經絡及能量場與這兩種存在方式交互連結，這兩個看似截然不同的世界，已經以最可能的方式相互影響，我們還能從這兩者獲益。自然世界與量子世界在宇宙能量場中互相作用，透過與最高層次的連結，我們可以克服在能量場中製造混亂的各種問題，以及影響著我們的其他問題，你要做的是敞開自我，接受立即的協助。

想要做到眞正改變之所以困難的原因之一，就是我們也受到外界能量場的影響。比如說，圍繞著個人能量場的有家族能量場或病蔭能量場，還有將你跟全體人類家族連接在一起的形態生成場。而在這些能量場之外還有無數個能量場，包括文化的、自然的，以及靈性的能量場，它們包含了天上人間的所有歷史。此外，那些數目多到無法細數的其他有形和無形

❹ carrier waves，特定頻率的無線電波，用以傳輸信號的波形。

存在所製造的能量場，我們也可能會跟這些能量場互動。我們要如何清理這樣錯綜複雜的關係，直接取得神性的協助呢？

環繞並交錯於所有這些能量場的是宇宙能量場，而我個人相信這就是神聖力量、造物主、基督、聖靈、大地之母、阿拉等等任何你稱之爲至高無上的力量。只要請求，例如使用「靈對靈」的冥想或設定意圖，我們就能開啓神性力量，提升自己的療癒力量。其他工具，包括第三章中提到的療癒之泉，也能與宇宙能量場及神性援助取得直接的連結。敞開心迎向造物主的愛，是保護我們、取得能滋養我們身心靈能量最好的方式。

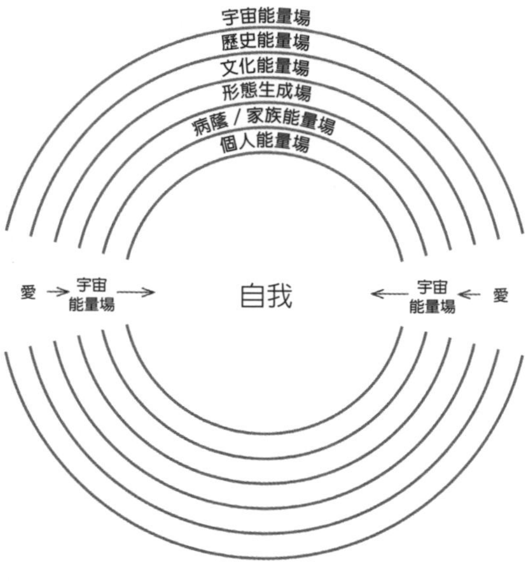

圖 4　宇宙能量場充滿了源自神聖力量的愛與恩典。這股神聖的力量可以切入所有影響著我們的外界能量場，傳送愛與療癒。

5
療癒精微圈，療癒你的身體

最後，你將領會到愛能療癒所有事物，愛就是一切。

——蓋瑞・祖卡夫（Gary Zukav）

這條叫做「生命」的道路教導了我們如何在痛苦、折磨、傷害與創傷中生活，但也教導我們如何在破碎的狀態中創造出完整性。這就是療癒的意義：不論身體有何遭遇，都能認知到我們都是完整的。

能量精微圈的任務，就是使我們的身心靈即使在物質世界中，也能像在靈性存在中一樣保持完整。不幸的是，許多能導致生病、壓力、創傷、心智失衡和其他危難的能量都進得了我們的能量精微圈。

我們能爲生理、情緒、關係和靈性這四組精微圈做些什麼，讓自己能處在最健康和快樂的狀態呢？我會在本章分享一些科學研究，說明爲何維護精微圈能夠創造出身心安康。此外，我也會分享許多可以用來緩解對健康造成耗竭與損傷的七大症候群的方法。

精微圈與健康相關的科學研究

能量精微圈是維護健康的第一道防線，運作得當時，可用來反射或轉變使我們生病的能量。它們也能釋放及淨化身體和心理毒素，使我們擁有更健康的免疫系統，促進整體健康狀態。然而，就如知名的研究者詹姆士・歐斯曼（James Oschman）所解釋的，精微圈一旦出了狀況而無法在最佳狀態下運作時，會造成身體系統必須開始承接能量場的工作而負擔過重。這會帶來身體的耗損，而產生癌症、糖尿病、過敏、慢性疲勞症候群、睡眠問題、偏頭痛、心血管毛病、感染、腎上腺壓力、癲癇、體重問題和氣喘等各種病症，還會造成心理、行爲及情緒上的各種問題，比如具攻擊性、焦慮、犯罪、憂鬱、記憶問題及意外事件。①

根據歐斯曼的解釋，這些電磁場及乙太場的脈衝、振盪，其運作方式就像皮膚一樣，能保護我們不受到能量現象的影響，比如螢光燈、輻射、太陽黑子和其他危險光線的外界電磁場。能量精微圈幫我們跟世界溝通我們的意圖，也吸收我們接收到的訊息。我們透過自己的各種能量場跟周遭人群互相連結，而我們如何與人群建立關聯，則是我們健康與否的重要指標之一。我們個人的能量場也和地球的磁場連結，而地球磁場可以平衡及撫慰我們的內在系統。一旦我們的能量場受損，就無法同化或轉變負面能量。②

不難想像這些能量場的運作是否良好，會爲我們的療癒能力帶來多麼驚人的差異，我們甚至可以透過檢視能量場來診斷疾病。賓州綜合醫療中心（Polyclinic Medical Center）的調查員里歐納德・柯尼基威斯（Leonard Konikiewics），利用克里安照相術從一百四十位患者的樣本中，辨認出十六位囊腫纖維化的患者（共有十八名）；還從四十八位基因疾病的帶原者中指認出了三十七位。③另一位著名的研究員賽洛瑪・莫斯（Thelma Moss）博士，則將克里安照相術運用在二百隻老鼠身上，根據老鼠尾巴散發的能量，精確判斷出哪些老鼠有癌症：胃部細胞的白色或灰色微粒陰影顯示有惡性腫瘤，而健康組織則清晰很多。莫斯的實驗，挑戰了現今的醫療診斷技術。同樣的克里安照相術也用在六千名羅馬尼亞士兵身上，研究員找到四十七例腫瘤，而以正常方式檢測只找到了四十一例。④電子圖攝影術（electronography）是比克里安照相術更精密的技術，羅馬尼亞勞工保護及衛生中心的科學家曾在首都布加勒斯特（Bucharest）用來爲六千多人分辨健康與不健康的組織。⑤

紐約羅克蘭州立醫院（Rockland State Hospital）的醫師大衛・夏金（David Sheinkin）和同事們證明了透過能量場來診斷疾病狀態的驚人能力，並不受限於診斷特定疾病。夏金的研究對象包括患有呼吸、消化道及心理疾病的人，而且發現不同的疾病會在不同能量場中顯現。我們不僅可以藉此診斷出是否患病，還能從能量模式中判斷及預防會生哪種病。⑥

甚至連關係都能透過能量來分析。透過克里安照相術，研究人員發現越是親密的朋友，彼此之間的能量場比陌生人之間更爲明亮、也更緊密連結。腦海中想著愛或正在親吻的人，他們的能量場也是明亮且互相連結的，而彼此之間有不愉快想法的人，能量場則是分離的。當我們態度友善時會引起人們注意，這是因爲我們的光暈比嚴厲者更廣大，一絲不苟的人能量場會變得狹隘。⑦

我們的能量場把我們跟世界連結在一起，但如歐斯曼所說的，能量場能使人保持健康也能使人生病。就像別人會將感冒傳染給我們一樣，我們也會從能量場感染到健康問題，因爲我們的精微圈是大宇宙晶格網絡的一部分，其中包含了我們體內的結締組織、神經和心血管系統（這是一個遍布全身的纖維狀網絡）。

羅賓・凱利（Robin Kelly）醫生指出我們的能量通道（即經絡），就位於我們的結締組織之內（許多研究人員都證實此事）。這個組織透過三螺旋的膠原蛋白分子來通電，而膠原蛋白分子則借助細胞表面的水分，讓它們能像水晶一樣傳遞電流，並在人體的肌肉、骨頭和器官中創造一種類似細胞骨架的結構。結締組織就像精微能量的接收者和傳送者，這些無形的能量可以自由進出我們的精微圈。⑧

我們的心臟是這種精微能量的最大製造者及接收者，並推送能量穿越過心血管系統，進入兩種不同的神經系統：(1)包含脊椎與大腦的主要神經系統，以及瑞典研究員畢雍·諾登斯壯（Björn Nordenström）所謂的(2)次神經系統，包括結締組織和經絡。我們的每一次心跳，都會有二瓦半的電流透過血液傳送到結締組織，血液中的血球細胞以類似甜甜圈的環面狀漩渦旋轉著。就算只有一顆電子或帶電粒子，一旦被丟入這個化學組合湯時，都能創造出強大的磁場。

嚴格來說，我們的電場和磁場的形狀並不相同。磁場看起來更像是環形，反映出快速旋轉的血球細胞。環形是個神奇的形狀，看起來像甜甜圈，但只有外側表面是眞的存在，它的中央不是一個洞，而是眞空。這個眞空狀態在量子物理學中引發了一個問題：我們面對的這個形狀，會從其他次元引出次原子微粒或波嗎？

切開一塊甜甜圈，會得到兩半或更多碎塊。但切開一個環，得到的還是一個環。這樣的流動性透過心臟的單次心跳，創造出一個均勻磁場，即便是最輕微的內部變化，都能改變血管的旋轉，進而改變心的能量場。

心臟的磁場，比人體任何部位所產生的磁場更爲強烈。心臟的磁場不僅持續在空間中延伸，還在人體四周形成環面。⑨至於電場則是由細胞製造出來的，是一種類似波狀的電流能量脈衝，磁場一旦與電場融合就形成所謂的電磁場，結合後的這個能量場將延伸至人體外。電磁場就像母親的子宮一樣，讓我們能不斷地沐浴在自己的心的能量之中。

我們一生中第一次也是最重要一次接觸到的心臟能量，就是母親的心臟能量。母親懷孕時，製造出來的電磁場比任何外在世界散發的還強上十倍到百倍。[10]這個保護性的能量場，可說是每個人一生中的第一道能量精微圈，其力量與強度在愛的滋養下會變得更強化，但在缺乏愛的環境中則會減弱。這個能量場增強後，能夠爲我們阻擋外來的電磁場，比如電塔或輻射、他人的負面能量及其他黑暗面的影響。我認爲人們的健康問題以及其他生活面的問題，有些就是源自於我們在出生前受到的保護不夠，原因可能是母親懷孕時不想生下我們，或是她不被他人所愛或者不愛自己。

前面曾提過，我們的磁場是個環形，而電場可用脈衝來測量，在波長、波寬及強度上都會出現變化。不過最後，我們必須停止區別心臟的磁場和電場，因爲它們會隨著每次心跳而結合及改變。這個電磁能量場可以延伸到有形身體之外，與世界溝通我們的能量資訊，也從其他人、場所、物件等所有事物中，將資訊帶回到身體之內。[11]

從能量場接收到的資訊會指示我們的基因、決定細胞的分化、轉變身體健康狀態，因爲我們的ＤＮＡ能敏銳感受到這些訊息。能量場的運作方式就像無線電波，使我們能夠接觸到他人的電磁能量場並互相交換能量。這表示我們的精微圈是一種感知與溝通的模型，是決定與創造健康狀態的工具。事實上，我們的心律越健康，身體就越健康。研究顯示，當我們處在正面情緒與眞理之中時，會出現一個高同調性的心臟，這樣的心臟能預防感染、改善心律不整、幫助療癒二尖瓣脫垂、鬱血性心衰竭、氣喘、糖尿病、疲勞、自我免疫失調、焦慮、憂鬱、愛滋病及創傷後壓力症候群等。⑫一顆充滿愛的心臟，是最強力的電磁場發電機，有能力負荷及協調所有的身體功能和器官，以及維持我們在情感上、心智上及靈性上的安康，創造出最佳的生理健康狀態。⑬它能確保我們每次心跳時，能在自己體內或跟他人之間共同分享療癒的能量；也爲我們所有的能量精微圈設立了通訊協定，指示它們只允許有助於維護我們整體安康的事物進入，並將有害事物阻擋在外。

透過生理精微圈進行療癒：紅色能量場

生理能量場中的問題通常是由接觸性的侵犯所導致的，不論是性行爲、肢體或暗示性的侵犯，或是目睹這類侵犯發生。對身體的任何重大創傷或忽視我們的基本需求，也會硬化、撕破或削弱我們的生理精微圈，催生七種能量症候群之一，並產生各種健康問題。碰觸不限於身體上的直接接觸，一個惡劣、挖苦的字眼或口出惡言污辱也是一種身體侵犯，因爲它們的能量振動能夠滲透到生理精微圈，傷害我們的生理組織。

我們在還沒出生前，待在母親子宮裡時就已經有了意識。我還記得那時父母之間憤怒的對話，他們「討論」的聲波螺旋鑽入我的身體，刺痛了還是胎兒的我。我在心理上感知到，也在生理上感受到這些聲音。尚未出世的我，被那些憤怒的字眼衝擊著，也因此我一直以來身體毛病不斷，包括感染、過敏及心律不整。後來我發現心律不整與酒精有關。一直到四十幾歲前，每晚十點到午夜之間我都會被心律不整折磨，但一直找不出原因，有一天我打電話給母親，才知道在我出生前，父母每晚都在這段時間喝酒。在找到自己的故事脈絡後，我解開了自己和我所關愛的人之間的能量索，修復了我的生理（及情緒和關係）能量場，心律不整的問題不見了。後來我發現我也有療癒者症候群，我吸收了父母的有毒能量，並透過傳送愛給他們來應對，而在此過程中我也流失了自己的健康。

如果你也困在某種生理失調的問題時，找到問題根源非常重要。建議你使用第四章介紹的「找到你的故事脈絡」，找出最初侵犯你的情況、人物、字詞、用句或創傷，釐清是哪種症候群影響了你。你或許也想要一探原本應該是充滿愛的觸摸、擁抱或滋養的行為，結果並非如此的那種境況。不要忘了，忽視也是一種虐待。

一旦找到惡意侵犯的源頭，重要的是要原諒自己「放任」事情的發生及一再重演。在壓力之下，我們極可能會做出求生必須做的任何事情，而一開始的「權宜之計」往往無法長期有效運作。但是，我們仍緊握著當初的應對模式，因為我們認為這樣做似乎有用，至少它曾經有效過一次。

此外，也請原諒自己曾經做出傷害自己或他人的反應，理解我們建立這種能量模式的動機。一旦原諒了自己，模式就會消散不再重演。接著，你還要原諒所有關係人，這時療癒的工作就大功告成了。

原諒他人，並不等於認同他們的虐待行為。反之，這意味著我們是將他們的負面能量還回去，讓他們自行處理這些能量，而不再由我們來承受。在每個情境、每個能量中，不論好或壞，都包含著一份禮物。因此，我們不該緊握他人的能量不還，即使那些能量既黑暗又負面也要送還給對方，這樣對方才能打開包含在其中的禮物。

我的做法是將他人的能量歸還給他們的高我，或者將能量傳送給神聖力量，由神聖力量代為歸還。我是受到教訓才學會這樣做的。我曾經諮商過一個自殺成癮者，幾十年來她一直不斷傷害自己。我們判斷這樣的情形，導因於她父親的死意穿透她的生理能量場，進入到她的系統中。後來當我們成功地把這份意願透過能量還給她父親後，隔天他就自殺了。

身為療癒師，我現在只透過更高層的管道來傳送能量，如此才能產生充滿愛而非劇烈的影響。我請求神聖力量讓所有關係人都能與各自的療癒之泉連結（參見本書第三章），療癒之泉環繞著每個人，也從每個人之中散發出來，基本上那就是一股股愛的能量。愛的能量這個確鑿的存在，意味著我們不需要去爭取，只需允許它的存在。要療癒能量精微圈，你只需要跟為你而存在的療癒之泉連結即可；而要療癒他人或避免他人的能量穿透你的精微圈，則是在邀請他們取用自己的療癒之泉。接著，我請求神聖力量將案主身上的負面或入侵能量提取出來，還給原有者的高我。這個步驟適用於疾病、死意、詛咒、能量索、靈體的釋出及其他問題。最後，我會請案主接收他或她本身精微圈所需要的療癒。

以下所提供的工具，可以協助你維護健康，並穿透過生理精微圈進行療癒。

由於我們的身體對外界物質會產生回應，所以我建議你爲自己的食物和飲料注入好的意圖。你可以運用設定意圖的練習（參見第四章）來執行這個步驟。想重建你的生理精微圈，你要祝福的是你吃進去的蛋白質及礦物質食物，因爲跟生理精微圈相關的是腎上腺及骨頭，而這些系統需要大量健康的蛋白質及礦化作用。盡量只吃以草爲飼料、自由放養的動物肉品，因爲這些動物比較有可能願意（在無意識中）自我犧牲供人類取食；反之，你吃的若是在屠宰場和肉品包裝場屠殺處理的肉品，可能會吸收到牠們死前的恐懼，而進一步傷害自己的能量精微圈。

液態礦物質和維生素，會比粉末或固態更容易灌注意圖。就如本章一開始所說的，水能夠傳導電流；而礦物質有離子，本身就能強化你的電磁能量場。因此，爲你的礦物質注入意圖，可以更強化你的生理精微圈。

當你透過觀想察看生理精微圈時，請檢查它是否帶有棕色及紅色色調，因爲這些是相對應的脈輪顏色；檢查是否有斑塊或突兀的顏色、破洞、裂縫、太厚或腫脹的區塊等等，同時也要找一找是否有能量索等外來物附著。然後開始在你心智之眼所見的畫面上修復你的能量場，視需要來增減顏色。

很多寶石和金屬都可程式化，用來改善身體健康與幸福感。最受喜愛的是紅寶石，這是一種珍貴的療癒寶石。紅色能維護第一脈輪，這個脈輪負責製造存在於你體內並緊覆著身體外圍的靈光場。在我的分類中，所謂的「生理精微圈」共有兩層靈光場，除了第一層靈光場外，另一個就是跟第十脈輪相關的第十靈光場。你可參見本書第四章的表1「四大類人體脈輪」，找到你要處理的脈輪及其相關靈光場，然後依需求選用適當的金屬和寶石。

要處理經由脈輪診斷出的健康問題時，可將療癒意圖注入適當的寶石和金屬中，包括：

- 第一脈輪：紅寶石
- 第二脈輪：珊瑚
- 第三脈輪：黃水晶
- 第四脈輪：祖母綠
- 第五脈輪：藍寶石
- 第六脈輪：紫水晶
- 第七脈輪：鑽石
- 第八脈輪：銀
- 第九脈輪：金
- 第十脈輪：瑪瑙
- 第十一脈輪：粉晶
- 第十二脈輪：對你獨具意義的物件

此外，運用形狀、聲音和數字，可以明顯改變血球細胞的振動。藉由改變血球細胞旋轉的物理強度、方向及動能，將能改變生理能量場的功能。最基本的聲音應用是梵音的拉姆（Lam）或八度音階的C調。處理身體毛病的主要數字是1，若你想創造出改變，也可以使用數字10。至於形狀上，我發現螺旋形的幫助很大，因爲它的形狀跟血球細胞及磁場的環面運動很類似。

針對你正在經歷的疾病或情況進行冥想。首先回溯你的故事脈絡，然後請求神聖力量幫你感知造成困擾的能量（或症狀）。想像負面或入侵的能量，在愛的懷抱中被放進一個逆時針方向旋轉的紅色螺旋，請求神聖力量將它帶離你的身體和能量場。接著，請求神聖力量透過順時針方向的金色螺旋，將有益的能量帶進你的能量場和身體之中。透過這些步驟，你會將不屬於你的生理毒素和能量釋放出去，並且迎來更和諧的金色能量。

病蔭（Miasms）和生命軸線（Vivaxis）[1]的能量索是與生理能量場有關的能量問題，與其他精微圈無關。病蔭是一種交錯在生理能量場中的能量模式，與第十脈輪相關，但其實是被設定到表觀遺傳的化學物質中，這些物質環繞著我們的基因，掌握了祖先記憶、情緒及經驗。病蔭可視爲一種疾病模式，我們是帶著交織於表觀遺傳基因及生理能量場中的特定模式而出生的（這種模式在生理能量場中的形態生成場中更爲明顯）。這表示我們的細胞和生理精微圈不僅會有產生某些身心疾病的傾向，也容易發生意外或虐待之類的創傷事件。

生命軸線則是一條類似臍帶的能量索，從肚臍附近進入，並附著到我們出生地或出生地附近。透過生命軸線，我們將能量輸送到該地理位置，也接收著該地的能量。我在第三章的環境症候群曾提到一個荷裔加拿大個案，就是因爲生命軸線而生病（跟她的生理精微圈相連的出生地是一塊有毒農地）。

我們可以透過冥想觀察來解讀生理精微圈，尋找病蔭或生命軸線的不當連結。病蔭看起來像一張交錯且脈動著的線網。檢視這些網域時，我們也會看見相同的網子出現在表觀遺傳流體中的基因四周。另一個找出你是否有病蔭的方式是探索自己的家族樹（family tree），看看有哪些疾病模式浮現？假使某種疾病反覆出現，或者更嚴重的是你已經受到某種家族模式的影響，你很可能必須處理病蔭問題。病蔭會使你得到七大症候群的其中一種，而病蔭本身則屬於吸血鬼受害者能量，餵食著最初建立此模式的祖先（或祖先靈體）。

生命軸線看起來很像能量索（在我看來就像是一條大水管），從肚子插入後就像樹幹一樣，會在體內蔓生出根部。從在根部移動並進入體內的能量顏色，就可以判斷它是否正在毒害你。如果能量是黑色的，或像發黴般的棕色或髒髒的紅色，你就必須移除生命軸線，因爲你的出生地正在傳送負面能量給你。假如你自己的能量也被吸出，你面對的是一種奇異的療癒者症候群，你服務的對象是環境而非個人。

❶這是由加拿大人 Frances Nixon 提出的，她發現一股獨特的能量流會在一個人出生的那一刻將其能量場（或乙太體）與地球磁場連結，使個體與其出生地保持雙向連結。

使用「找出你的故事脈絡」練習的變化版，可以療癒這兩種能量的異常現象。在這些案例中，你找到的是別人的故事脈絡而不是自己的。想要找出病蔭，可以請求神聖力量爲你顯現開啓病蔭問題的祖先發生過什麼事，通常是某個悲劇事件，例如死亡、饑荒、沒有愛情的婚姻、疾病或大災難等製造出疾病模式。如果你的能量問題是生命軸線時，則請求土地告訴你發生了什麼事情，爲何它要向你尋求協助。

在這兩種情況中，都可請求神聖力量來療癒原始的問題。即使祖先已經離世數百年，仍然可以傳送療癒給她或他。如果模式仍然反覆出現，表示祖先的靈魂沒有得到安息。先療癒祖先，然後爲你的血脈（包括自己和子女）施行相同的療癒：在基因、表觀遺傳化學物質及生理能量場中需要修正的位置，嵌入療癒之泉。處理生命軸線問題時，請求神聖力量透過建立療癒之泉來療癒土地。再請求另一道療癒之泉取代你系統中的生命軸線，邀請愛來完全淨化與修復你的身體、脈輪及生理能量場。你也可以將生命軸線移植到新位置，例如你最喜愛的地方、現在的居所或是天堂。

透過情緒精微圈進行療癒：橘色能量場

不斷有研究顯示：不良的情緒會致病。

每當我們困在負面情緒模式中時，會創造生理及心理的疾病狀態。長期受困壓抑的情感，尤其是不願面對的情緒，會破壞我們的神經胜肽（neuropeptides），這種生化物質可以促進身體各部位溝通。當我們逐漸遠離眞實的自己，這樣的失聯狀態會創造出精神錯亂與身體疾病。

比如說，過度的憤恨若是未經無害的方式表達出來，將會導致心臟問題、藥物和酒精成癮、頭痛、家庭暴力和憂鬱症。⑭持續的恐懼會分泌皮質醇及其他激素，使細胞崩解，製造更多壓力。未療癒的悲傷和哀痛是深度憂鬱的原料，羞愧和罪惡則通常是成癮的溫床。⑮受挫的信念是情緒方程式的另一半組成，使我們產生壓力，做出錯誤的決定。

面對壓力時有四種處理方式：戰鬥、逃離、忍受或去感受。只有最後一種方式能帶來成長與轉變，但你若是受到七大症候群其中一種的影響，特別是會讓你去吸收他人感受的症候群，你就很難去接觸到自己眞實的感覺和信念。因此，療癒情緒能量場的第一步，就是要將自己的情緒從他人情緒中分離出來；第二步是運用各種能量工具來重建情緒精微圈；第三步及持續要做的是，促使自己的感覺與信念成熟。

該如何從他人的情緒中分離出自己的，並將不屬於自己的情緒釋放出去呢？首先要仔細觀察你的情緒能量場，你理應見到的是陽光般橘色的健康能量光芒（因爲橘色與黃色是第二和第三脈輪的顏色），若是其他顏色，表示你很可能正在流失能量、吸取他人能量，或缺乏必要的精微圈及（或）遭到外力入侵。

處理情緒能量場時，我通常會把傷害或毀損現象回溯到脈輪上，尤其是在察覺到出現不適當顏色或少了某種顏色時。如果完全沒有橘色，代表你可能壓抑了自己的感覺。如果能量場有過多的黃色，你可能面臨泛自閉症障礙或依附型疾患。

注意力不足／過動症往往跟耗竭的第三脈輪及情緒精微圈黃色過多有關，表示你吸收了過多跟自己無關的訊息。如果同時精微圈的橘色又太少，這表示你的想法太多、情感不足。針對這兩種狀況，請參見本書第九章及關於水晶靈魂的討論。

在檢視情緒能量場時，也要特別檢查是否有會引起七種能量症候群的損害。有破洞，表示可能有吸血鬼受害者、騾子或療癒者症候群；出現能量索等附屬物，會導致靈通體質及無邊界症候群；環境資訊負荷超載，表示你可能有環境症候群；反覆出現的符號、影像或模式，則是紙娃娃症候群的心理跡象。確知實際狀況爲何，能幫助你重建情緒能量場。

請求神聖力量以療癒之泉來取代任何不屬於你的能量，不論這些能量是情緒上的、心智上的，或是兩者都有（第四章提供的「靈對靈」技巧是用來分離及釋放他人情緒能量的好方法）。同時也請求讓那些存放在「靈性自我」的情感與信念開始活化起來，使你能夠觸及到它們。

你或許需要幾天、幾週甚至幾個月來整合這些改變。有時候，我們會允許他人的感受遮蔽住我們自己的感受，因爲眞實的自我感覺會帶來痛苦（不去感受或逃避自己的感覺，有時是某種能量症候群的遺害）。假使改變的過程變得太激烈，我建議你應該與治療師一起處理問題，尤其是必須用到各種能量工具時，比如ＥＭＤＲ（眼動減敏心身重建療法）、回溯法、以光或顏色爲基礎的療法、聲音療法或針灸。醫療氣功能讓生命能量在全身流動，也是非常有用的自我療癒方式，或是具有療癒性質的按摩，也是個好方法。

現在是把情感抽離信念的時候了，也是讓兩者都能成熟發展的時候了。想要做到，你必須尊重並遵行原本就存在於它們之中的訊息，如此它們才能引導我們走向喜樂。

透過心靈之眼檢視你的情緒能量場，找出代表你現在情感的視覺化顏色。現有的或健康的怒氣通常是紅色；悲傷是藍色；恐懼是黃色；對於不適合我們的人事物所產生的厭惡感，健康的顏色是鮮亮的灰色；心情喜悅，是明亮的橘色或任何一種透亮的原色。

出現任何不適當的顏色，都代表存在著某種情緒問題。當我們認為某種情感是不對的，或是存在著他人的能量時，情緒精微圈的顏色就會失真。老舊沉積的怒氣或是吸受到他人的怒氣，會出現髒髒的紅色、棕色或黑色。黑色往往表示有某種形態的壓抑，顏色越烏黑，憤怒越多越深。憤怒是深度的傷害，是痛苦與怒氣的結合。受到忽視或吸收到他人的悲傷，呈現出來的顏色是晦暗的藍色。如果能量正流到他人身上，滲漏的部位會呈現淡藍色。

長期存在的恐懼，看起來是一種狂亂不規律的黃色波動。黃色若是帶點棕黃，意味著恐懼受到壓抑或恐懼不是自己的；當恐懼具體外化時，則呈現淡黃色。黃色越是偏差失真，就存在著越多的焦慮感。

不健康的憎惡、羞愧、責難或罪惡感，會出現令人討厭的灰色。這種斑點看起來像發黴，很可能會透過一條能量索與最初傷害我們或使我們蒙羞的人相連接。

使用顏色來療癒，我們可以去除負面顏色，重新以健康的顏色來填補能量場（及脈輪）。我也建議讀者唱誦梵音法姆（Vam）和羅姆（Ram）及八度音階的D大調及E大調，來強化情緒上的療癒，可以將這些聲音分別導向第二及第三脈輪，你也可以將數字2及數字3嵌入能量場中。

除了運用顏色來評估情緒精微圈之外，也可以使用直覺靈視在自己的能量場中尋找各種外來的形狀或標記。變形或扭曲的方形，代表憂鬱或受壓抑的情緒；破損的圓形，意味關係出了問題；畸形的三角形表示焦慮；X形意味出現了能量標記，或者是能量索或詛咒的所在位置。整體來說，修復變形的形狀，可以強化情緒能量場，幫助你更清晰地察覺到自己的眞正感受和思緒。

適合用來療癒情緒的寶石，包括能夠從你的能量場中釋放他人情緒的海洋碧玉（海洋石），以及促進情緒療癒的纖鐵礦。

你所做的這些努力，眞正目的都是爲了幫你淨化情緒與信念，從而引導你走進喜樂。一旦你找到某種強烈的情緒時，請將它隔離開來。請求神聖力量幫你找出該情緒背後的訊息，並且詢問祂你該做什麼、想什麼或相信什麼，以便將這種情緒轉變成喜樂。特別是當你覺得被某種情緒困住而無法掙脫時，可以請求神聖力量爲你指出無法讓你快樂的信念，然後將它轉換成更永續的信念——眞理，比如將「我不值得……」的想法，轉變成「我坦然接受神聖力量爲我帶來療癒」的堅定信念。

情感與信念所包含的訊息

人類的情感可以概分爲五大類，所有情感都能分別歸類在這五大類之下，每一類都包含著特定的訊息，當你重視而不是忽視它們時，將能重獲喜樂。

- **悲傷**。它告訴我們的是：你遠離了愛。若能傾聽悲傷，就能重新找到再度被愛及付出愛的喜樂。有愛的地方，喜樂盛開。
- **憤怒**。代表精微圈受到侵犯。不是某人某事侵犯了我們的精微圈，就是我們侵犯了他人。必要時，我們需要爲自己設下精微圈自保，防止他人的侵犯。當我們能爲憤怒建造出一個安全的防護網時，隨之而來的是安全感所帶來的喜樂。喜樂只能在安全感中擴展。
- **恐懼**。它要告訴我們的是：你自己或某人某事正處於危險之中，你必須前進、後退或站到一旁。恐懼會促使我們採取行動，以便給自己足夠的空間來決定怎麼做才能帶來喜樂。
- **厭惡**。顯示某人、某種行爲或物質會對我們不利。去除或戒絕毒物可以淨化我們。厭惡感能轉化羞愧與罪惡感，讓我們能夠向前飛，尋找能爲我們帶來喜樂的人物與情勢。

●**喜樂**。「同類相感，物以類聚。」喜樂會帶來更多喜樂！

信念是我們做決定的基礎。如同情感，信念能帶來喜樂及豐富的情緒，但只有在我們願意重新架構具破壞力的信念，使它們能夠支持合一而非分離的狀態時，信念才能帶來喜樂。

有六種謬誤的觀點會使我們迷途，破壞我們的情緒精微圈，包括(1)我一無價值、(2)沒人會愛我、(3)我不值得、(4)我不重要、(5)我是壞的或邪惡的、(6)我無能爲力。就能量層次來看，這些未經發展的信念卡在大腦之中，操縱著我們的神經化學，在我們的情緒精微圈中製造混亂。它們吸引來的是強化這些不成熟信念的人物和情境，而不是迎來成長與改變。情緒精微圈上若具有這些信念之一的印記，就像是穿戴著一個招牌，對外宣告自身的謊言。

要改變具破壞性的信念，首先要隔離它。一旦找出錯誤的觀點，一定要克制自己不要感到羞愧。我們面對的是個不完整或不成熟的信念，不是個不好的信念。青少年不是長得不成功的大人，他們不過是年紀稍大的兒童，尚未到達成人的狀態。一如我們有義務教導青少年如何更清晰思考，我們也有責任將不成熟的信念轉變成更成熟的版本。如此一來，我們才能不抗拒這個信念，而是陶冶它，使它變得有用無害。重新建構這六種不成熟信念的方法如下：

● **我一無價值**。假使你相信自己沒有任何價值，那麼此刻你就要認清，你只是很難察覺到你與生俱來的價值而已。試著對自己說：「我的價值將逐漸顯現在自己和他人面前。」

● **沒人會愛我**。當你感覺到不被愛時，認知到此刻的你其實是無法感受或察覺到愛。所以要對自己說：「我願意感受及察覺到愛。」

● **我不值得**。當你認爲自己沒有資格得到時，要提醒自己恩典本身就是一份永遠不用去贏取的禮物。請對自己說：「我接受來自任何源自愛的恩典。」

● **我不重要**。當你認爲你不珍視自己或他人時，或者他人不珍視你時，請這樣對自己說：「對於每個需要看見我價值的人，包括我自己在內，我的價值正逐漸變得清晰。」

● **我是壞的或邪惡的**。當你相信你是壞人或某人是壞人或邪惡時，承認你因此感到羞愧。但羞愧感要告訴你的是：你哪裡出問題了，而不是單純的哪裡有問題。

羞愧感是另一種形式的控制。當某人傷害了我們，尤其是當我們還年幼時，我們有兩個選擇。其一是我們必須相信對方曾受過傷害，不知該如何去愛；其二是我們必須相信虐待會發生，都是因爲自己的錯。第一個選項會讓我們感到無助而絕望。我們寧可感到不舒服、有缺陷，也不願感到不知所措和不被愛。第二個選項是錯誤的，它使我們誤以爲情勢還在控制中，如果自己改變，情勢可能也會跟著改變。要避開這兩種選項，你可以這樣告訴自己：「我愛我現在的自己，也能愛他人現在的模樣。」

我無能爲力。上述情境描述了最後會導致無力感的狀況，那是一種對他人如何看待自己的無助感受。他人選擇的作爲是我們的錯嗎？當然不是。糾結於此，只是你在欺騙自己，並加強內在的驚恐和羞愧感。解決關鍵是你要開始堅持：「我接受我有能力掌握的，釋出我無能爲力的事。」

透過關係精微圈進行療癒：綠色能量場

療癒關係能量場是創造健康和幸福感一種最強而有力的方式，因爲負責控制這個能量場中心的心臟，也負責管理你的全身。就如本章一開始所討論的，心臟負責製造人體最遼闊及互動最好的電磁場。

雖然人際關係是最常造成精微圈傷害的來源，但也是療癒的關鍵。我相信人性本善，身爲人類（humankind），重點在於「善」（kind），我們渴望的是被愛與去愛。愛能療癒並創造出健康。由心臟病醫生迪恩．歐尼斯（Dean Ornish）爲耶魯大學進行的一項研究顯示，感受到被愛與被支持的男人和女人，較少有心臟動脈阻塞現象。事實上，在總樣本數一萬個男人的該研究中，覺得自己妻子不愛他的男人心絞痛發生率是其他男人的兩倍。[16]

愛，也具有感染力。物理學家威廉・提勒（William Tiller）在著作《科學與人性的提升》（*Science and Human Transformation*）中提到在蘇聯進行的一個有趣研究。此研究顯示兩顆心即使分離開來，仍然能夠透過關係能量場彼此相連。實驗人員從兩頭動物體內取出心臟，分別放在不同的箱子裡，並使心臟維持在穩定運作的狀態下。接著，兩顆心臟被擺在橢圓鏡的焦點上，只要一顆心臟發散出任何輕微的輻射，另一顆心臟就會接收到。一開始，兩顆心臟跳動的心律並不一致，但隨著時間流逝，兩顆心臟的心跳開始同步。

提勒相信人類是透過心臟來創造連結，特別是心輪和相關的能量場。訊息的頻寬越強大，我們能觸及的人越多，不論遠近。反之，訊息力量越小、頻寬越窄，我們能夠連結的人就越少，而且只限於親近的人。那麼，要怎樣才能創造出強大的訊息和巨大的頻寬呢？如何才能擁有最多愛的連結呢？答案是愛。提勒指出，批判的態度和負面想法會降低心臟的訊號，並封閉能量場，也更難感受到正在傳送給我們的愛。[17]你能想像如果我們試著透過關係能量場來傳送或接收愛，會發生什麼事嗎？

或許你會問：假如我們能透過關係能量場進行療癒，爲何還有這麼多人生病？那是因爲多數人都受過傷害，尤其是在童年時期，受傷的內在小孩會緊握著關係精微圈，看似具有保護性，其實不然。內在小孩認爲自己要存活下來，只能依靠已知的模式、付出能量或吸收他人能量，或與負面靈體保持連結。她或他深信要獲得安全，必須抹除精微圈去依附環境。不管是心智或情緒上的疾病，或是成癮等健康問題，要得到眞正的療癒，我們需要養護內在小孩。她或他一旦恢復健康且重獲活力後，我們的關係能量場將會自動開始更新與重建。這時，我們就可以利用多種能量技巧來增強關係精微圈，其中一些技巧也能幫助我們發現及協助受傷的內在小孩。

本書第九章提到的方法或許有幫助，它們是爲了協助父母幫助子女而設計的，但也可以用來幫助成人處理自己的內在小孩；而心理治療與十二步驟課程，當然也是重要的關鍵。在做這些能量修復的功課上，我建議你將精神擺在那些爲你帶來最多問題的症候群，並運用第四章描述的「找出你的故事脈絡」的方法。這個方法，可以幫助你找出內在小孩爲何會卡在變形的關係能量場的原因。一旦與受傷的內在小孩連結上，你必須帶著愛與關懷繼續修復能量場。療癒師能教你該如何重新教導這個孩子，不過爲了能達到身體療癒的目的，以下是一些能幫你的能量技巧。

首先，重新設計你的關係能量場。假使你要處理的是生理疾病或創傷，可以爲能量場添加一些綠色；假使你的核心問題是關係上面的，例如社交恐懼或虐待議題，則添加粉紅色。如果你最嚴重的症狀是長期反覆出現的或成癮的，或者你的問題是屬於性靈方面的（與靈體或能量索等附著物有關），或者根本缺乏精微圈，那就要添加金色。當然，你也可以將以上顏色組合在一起。

現在請求神聖力量將療癒之泉連結到你的內在小孩，然後再將這一道療癒之泉連接到你的關係能量場。請求神聖力量在上述各種顏色中選用最恰當的色澤、強度及數量來填滿這個能量場（並環繞著內在小孩）。你明白這股湧入的能量，會將所有不該有的能量排擠出去。只要有必要，請允許這股療癒之泉及湧入的能量持續流入。

你的問題若屬於生理方面的，你可以直觀想像有個正方形包圍著整個能量場：這個形狀可在療癒前一直保護你的安全。假使你面對的是關係上的挑戰，可使用圓形；若是心智上的問題，試試三角形。

任何綠色的寶石，都能透過關係精微圈幫助療癒生理問題。綠色的玉提供力量與保護，和正方形是很好的搭檔。孔雀石和粉晶有助於療癒身體及關係，與圓形是好搭檔。你可以選購圓形的珠寶飾品，例如戴個手鐲當護身符。祖母綠和綠碧璽可以淨化每個精微圈的能量，使我們的內在靈性有勇氣釋出他人的能量，包括來自靈體的能量和心靈上的附著物。

梵音亞姆（Yam）和不朽的嗡（Om），對心臟特別有效；而八度音階的F調能傳遞療癒力量，數字4則提供防護力。如果你的能量問題與溝通有關，例如你最初的傷害是因爲口頭上的威脅、批評或精神干擾，可以運用第五脈輪的梵音哈姆（Ham）及G調，再加上數字5；注入過意圖的矽孔雀石、青金石和藍蛋白石，都能回應溝通問題。

十二瓣蓮花是另一個強效工具，可以透過關係精微圈來療癒生理狀況。在印度傳統中，心輪的符號組成：外圍是蓮花花瓣，內部是兩個上下重疊的三角形（見圖5）；那些不同的方向代表的是選擇：我們可以迎向無條件的愛與奉獻，或者陷入絕望與負面之中。十二瓣蓮花代表能使我們升揚的那些更高層次的美德：愛、理解、和平、和諧、同情、祝福、透徹、統合、慈悲、仁慈、純淨與原諒。圓形，反映的是統合與完美。

要針對這朵蓮花進行冥想時，請先深呼吸，然後隨著每一口氣，逐一專注在十二項美德之一，以及令人振奮的愛的能量上。吸入每個美德（或蓮花花瓣）時，心裡要載滿正面的情緒和療癒。我建議你每天想像你的內在小孩被包裹在這朵蓮花裡面，包裹在你的關係能量場之中，然後觀想十二項美德如能量之光照入並穿透環繞著內在小孩的關係能量場，撐持著他，保護著他。

開心大笑和內心的微笑，都能協助療癒你的心和關係能量場，是特別有趣又有用的能量工具。

大笑會降低各種壓力荷爾蒙，包括腎上腺素、皮質醇、多巴胺及人類生長激素等，可以增強免疫系統，降低壓力，也可以增加腦內啡及神經傳導物質等健康荷爾蒙的濃度。在你開心大笑的時候，身體會製造健康的抗體，以及主要的免疫細胞——T細胞。⑱

爲你的內在小孩說個笑話，既能讓你開心，也能做好跟內在小孩和平共存的功課。讓幽默感流入你的體內和能量場之中，你會對健康狀態的改善速度大大稱奇。

如果你無法開心大笑，請試試道家的技巧——內心的微笑，代表敞開心胸迎接愛與充滿能量的喜樂。備受尊崇的一行禪師教導我們如何做好內心的微笑。首先，挺直腰坐好，但不要僵硬。身體放鬆、吸氣，把注意力集中在身體的某個部位（你可以選擇緊繃的身體

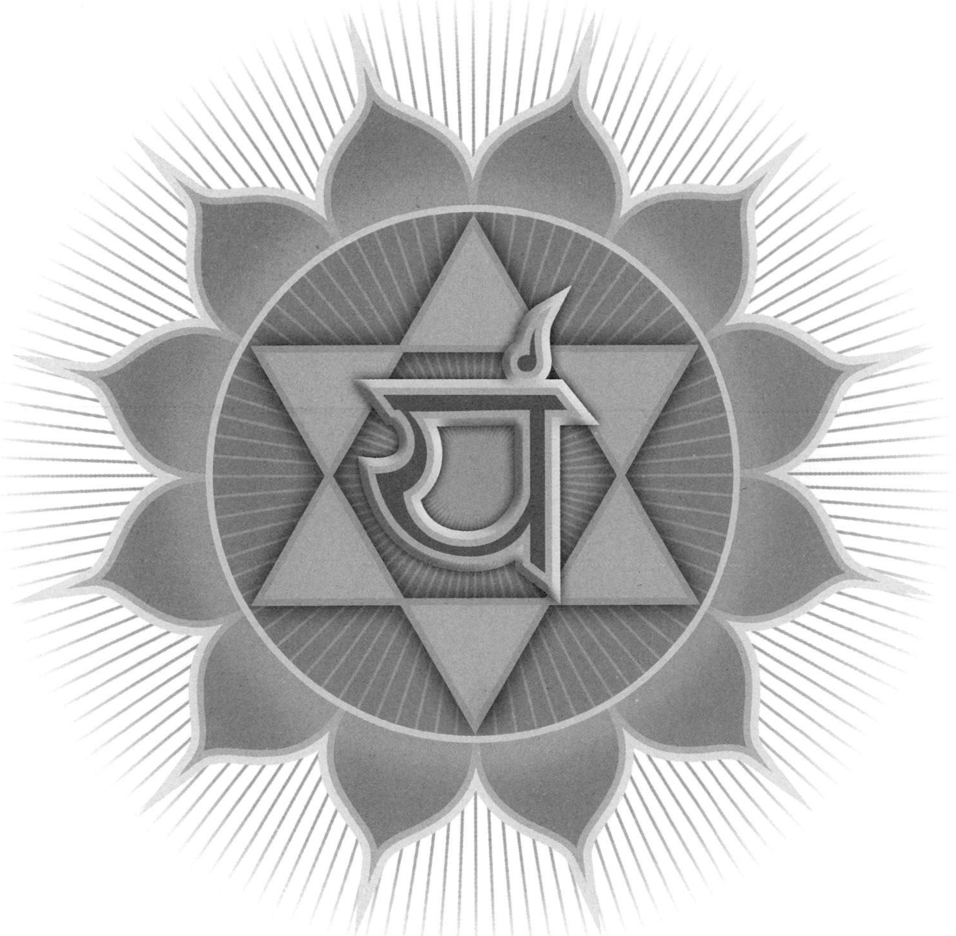

圖 5　心輪的符號賦予我們療癒能力，也為關係能量場注入力量。因為它結合了多種重要符號：十二瓣蓮花、圓形及三角形。中央的符號，代表的是祈禱文或印度能量咒的梵音亞姆（Yam）。

部位）。接著吐氣，對專注的部位微笑。你可以單純想像你的內心在笑，也可以臉上露出微笑。我們的臉有大約三百條肌肉，當我們擔心憂慮時，這些肌肉會緊繃，而在微笑或呼氣時，緊繃狀態會立即消失，喜樂感上升。⑲法國生理學家魏恩堡（Israel Waynbaum）證實，發自內心的微笑能觸動特定的腦部神經傳導物質（如腦內啡）及強化T細胞；也能降低壓力荷爾蒙皮質醇、腎上腺素及正腎上腺素，分泌出穩定血壓、放鬆肌肉、改善呼吸、減輕疼痛、加速療癒及穩定心情的荷爾蒙。⑳

透過靈性能量場進行療癒：白色精微圈

「我的身體病了，因為我的靈魂病了。」我的諮商對象說道。

多年來，裘安有過各式各樣的問題，包括慢性疲勞症候群、憂鬱症、邊緣性人格、焦慮及一股無名的不適感。即使她深愛著丈夫、兩個小孩和工作，還是感到孤單。對自己和生活，她就是無法感到美好。唯一的刺激，是睡夢中被黑暗天使追逐。裘安的壞心情和精神狀態一直無法解決，直到她開始處理自己未受滋養的靈性精微圈為止。

即便出現的症狀主要跟身體健康有關，但是當我們需要處理靈性精微圈而非其他精微圈時，我們也會知道。我們能察覺到自己的健康問題，是肇因於超自然而不是自然的事件、存在體或能量。在內心深處，我們很明白外在問題的背後，藏著關於我們的生命目的、良知、重要性、價值、與神性的關係等問題，還有關於自己靈魂的議題。靈魂是我們的一部分，能穿越時空，累積禮物也累積傷害。每個靈魂都受到初始靈魂創傷的影響，這會導致我們發展出對自我靈性的錯覺。這道靈魂創傷，通常是童年問題的根本原因。

一旦我認定求助者面對的是靈性議題，通常會開始尋找對方的初始靈魂創傷，然後再藉由執行靈性精微圈的工作來支持整個療癒過程。任何病痛或情境都可能導致靈性精微圈被入侵，最常見的有精神疾病，例如邊緣性人格障礙、偏執、躁鬱症等，以及學習障礙、睡眠問題、憂鬱症及焦慮等。靈性療癒幾乎都要清理能量索、存在體、附著物及其他靈體入侵。因此，靈通體質症候群幾乎都是精神不適症的一部分。

例如，我認爲躁鬱症的成因通常是源自靈魂分裂。躁鬱症的特徵是強烈的心情變化，患者心理上通常都存在著錯覺，比如「我若做錯事，上帝就不會愛我。」他們無法單純的活著，迫使靈魂分裂成兩部分，腦子也一樣。腦海裡的一邊是那個怎麼做都不會錯的、完美、快樂、迷人的「美好自我」；另一邊則是「不好的自我」，惡劣、殘酷和瘋狂的自己，是我們無法自制但越來越常出現的自己。由於靈性錯覺，躁鬱症患者必須排斥不好的自己，因此永遠無法得到療癒。

餵養黑暗靈性信念的，往往是一群靈性存在體。它們積極想吸引我們不好的一面，因爲它們不希望我們好的一面達成靈性目標。然而就像光跟影一樣，若沒了黑暗面的力量，光明面也無法成就任何事。

我對邊緣性人格的評估，也跟躁鬱症類似。不過，這類病人是被自己的內在小孩挾持，而非外來靈體（但也可能有靈體存在）。精神分裂現象往往是起因於不信神聖力量的保護與愛，因此產生的驚恐把靈魂嚇到爬出體外；當靈魂突破頭頂（第七脈輪）衝出去，懸掛在靈性能量場時，就會發生眞正的精神分裂。

面對這類生理或精神疾患時，需要有醫療援助、心理治療及營養照護。出現精神疾患，當然代表靈性精微圈出了問題，不能光靠以上這些做法就能完全改善。要獲得眞正的療癒，必須修復靈性精微圈。首先，我們必須找出靈魂的原始創傷，挑戰並改變對靈性的錯覺，以及釋放任何負面的附著物，例如使我們與靈體或邪惡存在連結的能量索。以下的冥想步驟可以幫你達到這些目標，但我也建議你在面對這類問題時，最好尋求專業協助。

療癒靈魂的傷痛。要療癒靈魂的傷痛，你必須先找到傷痛出處。我建議你使用「找出你的故事脈絡」方法，跟著自己盡可能地漂流到最早的時間。你的靈魂若是在這一世受傷，很可能在前世，或在與你的靈體分離時就有了第一道傷疤。讓自己重新經歷原始傷痛，然後請求神聖力量爲你療癒，協助你並提供精微圈的支援，直到你再度變得完整爲止。

要知道，你也可能發現你的靈魂碎片散落在不同的時空或好幾世之中，甚至可能逗留在一世與另一世之間。請求神聖力量把你的靈魂片段聚集起來，用愛將它們縫補回去，並且透過這個過程爲它們淨化、療癒與整合。許多精神上的失調，實際上是靈魂碎片的產物，當我們再度變得完整之後，這些失調症狀便會開始療癒。

鬆開能量索及其他附著物。參見第三章關於能量索及附著物的內容。接著檢視你的靈性能量場，以便判斷影響你的是哪類型的問題。你也可以循線追蹤附著物，找出它附著在哪個脈輪上面。找到脈輪附著點，就能得知更多資訊：比如能量索爲何存在，以及是誰附著在你的能量場上。

除了能量索之外，也要尋找任何看起來像個大叉叉的能量標記。X形標記最常出現在靈性能量場上，朝向外側，負責指示他人如何對待你，而且通常不是什麼好事。

要鬆開能量索、能量連結或標記，請閉上眼睛，觀想你的靈性能量場。請求神聖力量爲你顯現附著物進入的起點，並且爲你呈現附著物對你的影響。檢查能量索的另一端連接的是誰或什麼東西，在你體內的另一端又連接到身體的哪個部位。

現在請求神聖力量以一道療癒之泉（必要的話，可同時使用多道療癒之泉）來取代這個能量附著物。連接上療癒之泉後，詢問神聖力量，你需要做些什麼才能對愛的本質更了解，讓附著物完全鬆脫。然後祝福自己和所有關係人，請求神聖力量在療癒你所有的能量精微圈時也持續保護著你。

你可以透過祈禱、冥想或靜思，來維護支援靈性能量場的修復工作。祈禱能將訊息傳送給神聖力量；冥想能使自己安靜下來以便接收回應；至於靜思，就像是在和上帝喝茶一樣。我們可以永遠邊坐著邊凝視著神聖力量的眼睛，沉浸在這股永恆的存在中，單純地享受自我的本來面目。

念誦印度能量咒嗡（Om）或八度音階的A或B調，可以協助靈性精微圈的修復，許多寶石對此也有幫助。鑽石永遠是靈魂最好的朋友，負責淨化與清理；捷克隕石（moldavite）能迎來靈性轉變，黑蛋白石協助釋出靈性入侵物。天青石能觸及更高維度以獲得療癒，琥珀則有助於鞏固清理靈魂之後的你。

6
職場的精微能量開運法

悟自心爲佛心，見本性爲法性。

——圭峰宗密禪師

我們帶著目的出世。身爲靈性的存在，我們是全球大家庭的一份子，是創造愛的社群。爲了達到此一目的，每個人都被賦予了使這個世界變得更美好所需要的獨特天賦。工作是在世間打開這些天賦禮物的過程，其中包括了你的朋友圈、家人、職場和更大的社群。

我們透過工作來貢獻自己。我們是爲了自己或他人而工作，不論是在家裡、辦公室、商店、餐廳、醫護機構或公司裡工作都一樣。只要是運用我們的天賦在世界上發展出更多的愛，我們就是在工作。如果某人或某事物阻礙了我們的天賦，或阻斷讓我們在這世間運用天賦的能力，我們將因而感到挫折、生氣、沮喪、焦慮，甚至會生病。

在導致工作困擾的因素中，最少被辨認出，以至於最不被了解及探討的，就是貧乏的能量精微圈。倘若我們把工作上的壓力與衝突，乃至屈就工作或失業視爲能量問題呢？倘若最嚴重的工作壓力症狀，從急性疾病到慢性疲勞到人際衝突等，在性質上至少有某部分是因爲能量問題呢？如果能量是導致某些問題的肇因，那麼能量當然也可以改變某些問題。**由於能量是無限的，你也擁有無限的能量可運用。**

就能量層次來說，如果我們發現自己長期或突然要跟工作上的問題纏鬥，那麼令我們苦惱的，很可能是能產生各種能量症候群的生理、情緒、關係或靈性精微圈。若能清理精微圈問題，你就可以開始清理工作上的問題。當你的心能再度敞開時，成功——不論你如何定義它——將是你的。

把工作做好，要從修復生理精微圈下手

工作是一種達成靈性任務的方式，但對多數人而言，這也是我們支付現實生活所需的主要方式，這涉及到我們的身體與物質。工作上的壓力往往會啓動我們的生存議題，這是由生理精微圈所掌控的。換言之，工作議題往往與生理性的身體自我及精微圈核心有直接關係。因此，我們必須採用具體行動來清理與維護生理精微圈。這就是爲何對工作議題而言，我提出了比其他精微圈更多的方法，用來強化與修補生理精微圈。

首先，是理出你想要的工作生活是什麼模樣。重心不要擺在你想何時退休或工作的職銜，最重要的是在工作時，你對於自己、對於你所服務的人及你所做出的貢獻，想要擁有怎樣的感覺。

我們希望工作是一種對自身天賦及眞實本質的展現。這雖然聽起來意圖宏大，但我認爲每個人都應該同意這樣的說法。我們希望可以全心全意投入工作，不論你是坐在小隔間裡計算數字，或是要孩子們在你檢查他們的扁桃腺時說「啊」，或是在建築物的牆面上畫壁畫，你需要知道你所付出的貢獻具有更崇高的理由。

我們也希望工作能符合自己的道德標準。假使你不喝酒，你不想被迫在研討會中喝酒，也不想爲了升遷而與上司調情，我們渴望在職場上展現的是更崇高而非更低賤的自己。

我們也不想爲了獲得或保有一份工作而被欺壓。職場霸凌的形式很多：騷擾、額外的工

作、未充分發揮能力、批評、揶揄奚落、惡劣的工作環境、薪資不足等。不幸的是，這類負面元素在現代來說是一種常態而非例外。

我們無法改變工作情勢，除非我們先設定意圖或目標。要達成這樣的意圖，你要任想像力翱翔，任你的心歌唱。你在工作時眞正想要擁有怎樣的感受？有創意的？受啓發的？覺得自己很重要？受到尊敬？保有敬意？永續的？喜悅的？或是獲得回報？

你主要想幫助的對象是誰？兒童？成人的內在小孩？藝術家？生病、憂鬱或焦慮的人？朝目標努力前進的人？動物？大自然？

你特有的貢獻是什麼？你有同理心？肯幫助人們證明自己的能力或發揮創意？善於溝通、提供精神上的幫助或療癒？或是善於組織、擬定策略、領導、指揮或跟隨？

一旦回答了上述部分問題，運用設定意圖的五個步驟（見第四章），將你的渴望鎖定在眞實的意圖上。你要將這個意圖設定到日常的生理活動或某個物質之中，以便修復與建立生理精微圈。

想要轉變生理精微圈，最重要的方式之一是改變體液的分子結構。許多文化認爲咖啡和茶具有藥效，兩者都能吸收並沖刷掉體內的負面成分，但它們也能將他人的負面成分帶入我們的體內。因此喝飲料前，尤其是水，先默禱祝福，喝進體內後就會幫我們清理體內的外來能量，這對不想接收他人能量的人來說是非常重要的動作。我還會進一步爲我的茶或水設定意圖，幫助我完成這天想要達到的目標。例如，有一天我爲茶水設定了好運的意圖。後來發現，有兩個求診者弄錯了預約時間，正巧兩人的時間顛倒過來，所以最後兩人都趕上時間諮商了。要祝福飲料或設定意圖，可以參見本書第四章。

食物是療癒生理精微圈的必備工具，不僅能滋養我們的身體，不同食物的能量也會影響體內細胞的電流特質，進而轉變我們的生理精微圈。多數人都知道這意味著要吃對食物，但我們知道該吃什麼來修復生理精微圈嗎？

一個簡單的訣竅：強化生理精微圈最有效的食物來源是蛋白質。沒有抗生素與荷爾蒙的草食性動物紅肉，能在瞬間強化疲弱的生理精微圈；素食或蛋奶素食者，可以改吃豆類或堅果。這些食物能立即鞏固及支撐著你，在你的能量受到扭曲時能幫你清晰思考。紅色或棕色食物，以及土耕蔬菜，也能強化生理精微圈。我也推薦在飲食中添加額外的礦物質，尤其是鎂能減輕緊張及壓力，使我們冷靜下來，以理出如何處理精微圈問題的方法。

任何一種運動，都有助於釋出他人的能量，並立即重建疲弱的生理精微圈。在執行有挑戰性的工作時，最好穿著寬鬆的衣服，並偶爾能起身去上個廁所，或找其他藉口離開現場。假使走不開，輕輕抖動雙腿或雙腳，或者脫下鞋子，想像雙腳正沉入地底或砂中。然後呼吸，一次只用一個鼻孔呼吸，藉此釋出毒素，並將生理能量場與你的其他能量場連結。或者，只是單純做深呼吸，吐氣時想著你正在釋出他人的能量，吸氣時則帶入新能量。

非工作時間，可以試試做一些能量運動，例如氣功、瑜伽、皮拉提斯、太極拳或空手道。在做這些運動時，請專注於你的意圖。在上班前後或午休時間，可以跑跑步、走路、騎自行車，也是釋放他人能量、提升自身能量的好方法。

皮膚，屬於生理精微圈。如果你哪天覺得日子過得不順，又無法做運動，不妨摩擦皮膚、搔搔臉頰，請專注在那些你覺得像有吸塵器管子般附著的身體部位，帶著移除它們的意圖觸摸這幾處皮膚，可以啓動生理精微圈，就像用手摘掉無形附著物一樣，會讓你感到自由與放鬆。

衣著和周遭環境也是生理精微圈的延伸。你的穿著不僅影響到別人如何看待你，也會影響別人如何對待你。同樣的，衣服的質感及顏色也會影響生理精微圈的形狀與振動頻率，比如說：

- **紅色**：可以將他人的能量驅離你的能量場。
- **大地色系**：包括黃褐色、檸檬黃、橄欖綠、橘黃色或棕色，可以塡補精微圈的破洞、驅除負面環境能量，以及穩固自己獨特的能量。
- **灰色或黑色**：可以隱藏自己，以躲避想將能量傾倒給你或把工作丟給你的人。
- **紫色**：在風水上，紫色是職場的幸運色。身上用紫色妝點一下，或將環境布置成紫色調，都能促使能量場爲了成長而開啓，並排除或拒絕負面影響。
- **粉紅、黃色或藍色**：面試或會談時可以穿這些柔和色系的衣服，這些顏色會開啓你的生理能量場。粉紅色確保你能融入並與同事和諧相處；黃色能凸顯你的聰明才智；藍色可以緩和生理能量場粗糙的外緣，使你應對流暢、反應冷靜。

此外，厚重的毛衣容易卡到污穢的能量，而光滑的布料具有鏡面效應，能把他人不良的意願與疾病反射出去。滑順的布料可以撫平生理精微圈。絨布，尤其是粉紅色的絨布能夠轉移有害的電磁場能量，減緩腕隧道症候群及其他環境能量的影響。

珠寶或配件也能爲生理精微圈帶來巨大改變。金屬、石頭或寶石都可以程式化，用來支持你的意圖。不同金屬能達成不同目的；單獨或組合式地佩戴寶石也能滿足你更高層次的需求。你也可以在桌子下、皮包或口袋裡藏著或帶著一塊這些元素的原礦。

基本的開運金屬有黃金、銀和銅。黃金的吸引力強，爲黃金設定意圖可以吸引好機會，比如吸引能使你脫離紙娃娃模式的機會。你目前待業中或覺得自己大材小用嗎？可以用黃金來設定成功或找到工作的意圖。但是黃金份量不能太大，而且一定要爲它設定好的意圖，否則反而會吸引不恰當的能量。銀會把他人的能量反射出去，包括他人的疾病或貧窮問題，也能迎接神聖指引到來。至於銅，則可清除身上來自他人的不良能量。

如果事關職場黑暗面或棘手的工作問題，我建議你使用黑曜石或赤鐵礦。這些石頭能夠吸收他人負面的影響，阻止別人傷害你。紫水晶可以把負面的東西反射出去，假使你認爲自己遭到了極端負面、惡意或邪惡的人或靈體的攻擊，使用紫水晶非常重要。石榴石能吸引財務上的富足；玉能緩和環境毒素。粉晶可以創造更多愛的氛圍，對療癒者來說很重要的一點是，千萬不要硬碰硬，不要以力量來對抗力量，而是分享愛與慈悲。紅寶石（女性可佩戴耳環，男性可佩戴袖釦）可以阻擋吸血鬼能量、淨化血液及調節荷爾蒙，包括腎上腺分泌的壓力荷爾蒙。我建議在職場上佩戴或放置上述任何一種寶石。

植物可以強化生理精微圈，因爲它們能添加愛的支持。要避開葉緣尖銳的植物，這種葉片會戳穿你的能量精微圈。平滑的圓形葉片，可以讓你的生理精微圈更爲飽滿。鮮花或花卉植栽可以開啓生理能量場，激發正面態度，花香（尤其是玫瑰和橘子花）能清理能量場，並爲你開啓機會。

如果可能，也可以在工作場所擺放噴泉。流動的活水可以強化能量場，丟幾塊木頭進去，可以協助你對抗他人的操控。

使用全光譜的燈管或燈泡來照亮工作場所，可以開啓你的能量場，並清除他人寄生的生理能量。可以的話，買一個粉紅色的全光譜燈泡，它的紅色能量可以確保你擁有生理保護，而白色能量則使你能迎向靈性任務的支援。

大自然的聲音，尤其是海洋的聲音，可以淨化生理精微圈，開啓最僵硬的能量場。

你在工作中可以輕哼出聲嗎？小小聲的？甜美的聲音能反射負面的環境毒素，使靈性與身體相互校準。我有個案主，她甚至會在辦公室的影印機卡住時唱誦嗡（Om）眞言；別人用影印機都不卡紙，就只有她會！假使你想特別療癒生理精微圈，盡可能多用C調。

如果你很希望工作發生變動，比如升遷或換工作，就必須清除在自己能量場中每個阻擋你的人或事物。首先你要清理雜物，丟掉家中或工作上任何無法表現出你是誰的所有物件，丟掉老舊文書或沒被錄取的履歷表。準備好向前邁進了嗎？想在職場上有豐碩收穫？可以在工作場所的西南角落放置紅色或紫色物件。

我眞心的建議是運用形狀、符號與數字。我有個案主在例行性的每週會報時，會觀想自己置身在粉紅色的金字塔中，因爲在會報時他的想法經常受到抨擊。粉紅色是愛的顏色，三角形則象徵創造力，而金字塔的底部則是反映穩定性的正方形。粉紅色金字塔轉變了他的生理能量場，同事們開始認爲他是個容易親近又有創意的人，並肯聆聽他的省錢構想。最後大家都認爲他值得信賴，甚至獲得了升遷。

我們可以運用意圖，請求生理精微圈發生改變。觀想是個很棒的工具，單純透過想像我們的能量場轉變成新的形狀或顏色，就能轉變精微圈。就職場上的壓力來源，我建議在生理精微圈中添加粉紅色，使負面事物發生質變達到正面成果；使用金色來要求改變，並且立即停止能量上、私下或專業上的攻擊；利用綠色截斷反覆不斷的模式，並促使新慣性的開始；添加銀色，可以把他人的問題和能量反射回去給對方。

將能量精微圈的形狀轉變爲圓形，可以阻擋他人的疾病、工作和惡意進入你的能量場，也能促進連結。精微圈變成方形，可以提供即時的保護，阻止他人的榨取和任何心靈上的攻擊。如果你是無邊界症候群或具有靈通體質症候群的人，可將新精微圈打造成方形，對你特別有益。運用三角形可吸引新的回應或成果。

透過佩戴上述形狀與顏色的珠寶，甚至在你身上某個部位畫上想要的符號，都可以從這些形狀中求得更多力量。

順時針方向的螺旋形，會吸引想要的能量來填補精微圈的破洞，吸引強化生命的支援。設定意圖將具有療癒及更高層次能量的螺旋，安置在你的生理能量場中，想像它們朝你的能量場直趨而行，然後進入你的臀部。逆時針旋轉的螺旋能將他人的能量帶離，藉此淨化你的能量場和身體。請想像所有的負面能量從你的臀部螺旋上升，穿越你的能量場，進入更高層次的天界。

數字也有其重要性。我會鼓勵諮商對象在腦海裡複誦恰當的數字，想像數字被寫在他們的生理精微圈上面，或眞的把數字寫在皮膚上。想在職場上得到保護，可以使用數字1，這能強調你的身分和需求是最重要的事。想創造新契機，選用數字10，這能保護你不受他人干擾，又能爲你開啓可能性。

我發現當某人的生理精微圈越是破碎或被撕爛時，對外界環境就越敏感。有一門根據古老埃及原理而生，名爲生物幾何學（BioGeometry，或譯爲地球生命探測學）的科學，教我們如何使用形狀與符號在自身周圍及生理空間中創造能量場。許多生理能量的幾何掛飾和電磁物件都可以轉變身體、家和其他地理位置的生理能量場，甚至可以療癒疾病，相關產品和資訊可透過生物幾何學及威西卡研究中心（Biogeometry and Vesica Institute）取得。①

若是負擔不起昂貴的產品，只要運用任何對你來說重要的符號，就能驅除負面能量，提供能量上的保護。比如說，我曾經鼓勵一位案主把十字架項鍊掛在背部而不是胸前，以防止她的上司背地裡欺負她。她幾乎在當下就感到舒服很多。

別忘記某些肢體碰觸也具有療癒能力，按摩、整脊、整骨等需要實際操作的治療，都能從精微圈中釋出他人的能量，以及轉變身體的電流系統，藉此滋養磁場防護罩。我也建議用瀉鹽泡澡或洗茶浴，可以釋出生理能量場中的毒素。洗茶浴時，先把四至五包的紅茶包加水放在爐火上煮，當茶水變深黑時，再倒入已經放好水的浴缸中。茶浴的藥效能將他人能量從你的生理精微圈抽離出來，使你的精神恢復健全。

工作好情緒，建立精彩的情緒精微圈

有一回，我接了同一家公司的十個案子，他們幾乎都是爲了職場老闆而深感痛苦。聽起來這位上司似乎是我碰過最會在情緒上施虐的人，他們都說這位總裁態度惡劣到所有職員都在努力避免自己精神崩潰。前來求助的員工都有睡眠障礙，其中一位女士因爲每天提心吊膽而罹患胃潰瘍。多數人承認他們會避開社交場合，因爲他們的自尊已掉落到前所未有的低點，許多人已無心注意自己的穿著或外表。每個人都神經緊繃，甚至對性生活興趣缺缺。只要老闆從外頭打電話回公司，辦公室裡的人幾乎都會屏住呼吸。他一走進辦公室，很多人都會不自主地發抖。

每個員工都曾在某個階段受過老闆寵信，然後他就會開始雞蛋裡挑骨頭，要不了多久，該員工就會被打入冷宮。很多員工私下都在找新工作，有位新上任的人力資源主管看見員工所承受的壓力後，只上班一天就辭職不幹了。

我個人認爲這些員工開始這份工作時，可能都有不穩定的情緒能量精微圈，而任何已有的弱點也很快就被抨擊散開。我無法改善整體的情況，但我建議他們採取適合個人的行動，使自己的情緒精微圈得到支持，幫他們快速找到新工作。我鼓勵他們採用幾個清理精微圈及填補情緒裂縫的方法，比如以下所介紹的多種工具（他們後來都成功了）。其中有位女員工只使用了這些方法一天，就應徵到了另一份工作。

我從這個經驗學到的一點是，你無法控制他人的情緒，也無法療癒或修復不屬於你的情緒。但它們會卡在你的周圍，無法解決，受困的情緒（尤其是他人的入侵性情緒）會阻礙你的職場成就。

反之，透過全然接受自己的情緒和其中的訊息，你在任何情況下都能蓬勃發展。情感與信念確實是美與恩典的展現，只要我們願意擁抱它們所給予的可能禮物。

要療癒情緒精微圈，最重要的行動顯然是**將他人的情感和想法跟自己的分離開來，然後破解自己的情緒密碼**。

要將他人的情緒與自己的情緒抽離，方法很多，一旦完成了，就可以開始在能量上修復自己的情緒精微圈。

我建議你從第四章提供的「靈對靈」方法開始。抽出一段時間靜心冥想，專注想著你的工作場所。然後將自己的靈與某個指導靈連結，請求神聖力量幫助你去蕪存菁，將自己的情緒從他人的情緒分離出來。請求神聖力量呈現出你目前情緒能量場的情況，察看哪裡有過度延展的紋路、皺褶或是破洞？哪些部位是被層層封鎖、無法發揮的？你或許看到扭曲的形狀或髒污的區塊，或有一些像水管似的能量索？能量索意味著你跟他人之間的連結，造成你的能量流失、傾倒或交換。在能量索的另一端，你或許會看到某個你認識的人、亡者的影像或陌生靈體的灰色影子。

現在，請求神聖力量爲你展現出有多少外來的情緒，正在你的情緒能量場中偷取或傾倒能量。詢問神聖力量，這會造成哪些相關症狀？這些症狀又會如何影響你的工作？影響你事業上的成就？影響你在工作上激發與創造改變的能力？當你看著並感受到這個過程的衝擊時，請決定你是否願意改變這樣的模式。

你若是願意改變，可以直接請求神聖力量爲你改變它。觀察、體驗並爲這些改變感到喜悅。然後設定新意圖，以獲得永久性的療癒並享有情緒精微圈，將意圖簡化成一兩句話，比如說對職場有幫助的情緒意圖，可以是「我正運用我的情緒攀升到成功之梯」，或「我所有的情緒，也只有我的情緒，才是我對世界獨特貢獻的燃料」。

你可以運用上文針對生理精微圈所介紹的方法來維持這些改變，只要將以生理爲基礎的意圖替換成以情緒爲基礎的意圖即可。

現在，投注你的注意力在自己全新的感受和信念上面，並跟隨及支持它們。每當你在工作或想到工作時，若感覺到有某種情緒浮現，就停下手邊的事，爲這情緒貼上標籤。參閱本書第五章的五大類情緒，找出你的感覺是屬於哪個分類：憤怒、恐懼、悲傷、厭惡或喜樂。然後詢問神聖力量，對此感受你必須知道或感覺到什麼，才能在工作上得到喜悅。

當你出現古怪的想法或擔憂時，也可以比照上面這樣做。把這個信念隔離出來，看看它反映的是六種謬誤觀點的哪一項（見168～170頁），然後促使信念成熟完善。那麼，要如何看待自己或現況，才是更健康、更高層次的作爲呢？

如果你患有吸血鬼受害者症候群或療癒者症候群，你甚至無法感受到自己的感覺或想法時，就回頭運用本書第一個練習（見24～25頁），先想像、清理及維護你的情緒能量場。專注於吸氣，將自己的感受和想法吸回體內。這些感受與想法是你的，能爲你的成功供給能量，而不只是強化他人的目標。

想要透過身體持續爲自己的情緒提供保護嗎？你可以爲吃進去的食物和飲水祝福。避開那些看似可以填補情緒破洞，但其實不能填補情緒破洞的飲食，我指的是高濃度的物質，是我們有工作壓力時會沉溺其中的食物，比如不是純天然產品的咖啡、汽水，或精緻麵粉烘焙的食品等。這些物質會關閉內在的情緒中心，進而扭曲你的情緒能量場。反之，你應該攝取的是健康飲食，比如富含維生素A、C、B的食物。也要確保你攝取足夠的omega-3脂肪酸。如果覺得在工作上受氣了，一定要吃健康食物，不健康的食物只會加速你的精微圈崩壞。

適合用來培養健康情緒能量場的活動，包括柔和及有表現力的運動，比如游泳或舞蹈，或是具創造力的發洩方式，如畫圖或音樂。你可以在午休時間偷空去游個泳嗎？或在公園一角自得其樂的跳舞？或是在開會時拿張紙塗鴉，釋放你的情緒壓力？

不要忘了還有呼吸這個簡單的方法。我建議你直觀想像你的情緒能量場是個明亮如陽光般的橘黃色泡泡，每回吐氣時，想像著將他人的毒素推出這個泡泡，吸氣時則在泡泡內重新填滿溫暖的想法和喜悅。

假如你已經知道要一起工作的夥伴會危害你的情緒健康，可以增強衣服的顏色。什麼顏色都可以，顏色越明亮越好。如果你的工作環境對著裝有嚴格規定，你可以做些巧思，比如領帶、手鐲或耳環都可挑明亮點的顏色。明亮的顏色可以驅除負面的情緒能量，但要避開柔和的粉蠟色澤，這類色澤會吸引他人的情緒上身或使你流失能量。

情緒敏感的人想要在職場上獲得成功，工作環境中一定要擺藝術品，例如雕像、繪畫或小朋友的手指畫都可。你也可以穿出自己的品味，比如漂亮的首飾或鞋了。此外，你可以貼一張能展現你站在世界頂端雄心的海報，或為自己準備一個只有「有錢人」能用的書桌，想想你的工作意圖會變得多強烈！

情緒敏感的人幾乎也都對環境很敏感，因此你要對工作環境中的物件更費心。聽起來或許很傻，但千萬不要觸摸不屬於你的東西，或坐在你討厭或嫌棄的人的座位上，小心他們的能量會逮到你。避開讓你情緒受虐的人所使用的東西，包括電腦、筆、工作用具，甚至咖啡杯。覺得自己因為觸摸而沾染到他人的情緒能量時，可以用溫水沖洗雙手，想像川流的水正在為你清理整個情緒能量場。事實上，我每次在諮商前後都會洗手，藉此釋放會談時對方被激起的情緒能量。我甚至會在接聽個案電話前後，對著話筒吹送祝福的能量，藉此釋放對方的能量。

淨化情緒能量場就和設定及維持意圖一樣容易，但使用石頭和寶石可幫你掌握更高層次的工作理想。考慮使用天然素材，比如紅色石頭可挑選紅玉髓、石榴石、紅寶石等，它們會激起你的熱情、火焰與怒氣，因此只在你打算將憤怒轉化為喜悅時才使用。橘色和棕色石頭（如瑪瑙），可以改善工作績效。

我也喜歡用瑪瑙來開運，它也可以幫我們平衡生理和情緒上的健康，促成正向改變。不同種類的瑪瑙負責不同的任務，比如藍紋瑪瑙可以療癒情緒創傷；火瑪瑙能減緩困境。琥珀能調和我們的思緒和情緒，釋出憂鬱和焦慮；粉紅色方解石能結合我們的感覺和想法，促進愛的結果。

你也可以考慮使用貝類。鮑魚殼能釋放負面情緒，刺激更高層次的想法，促進愛與和平。在辦公室裡放貝殼，效果就像被送到溫暖宜人的沙灘上一樣——這是眞的！

假如你容易吸收他人的能量，請不要穿戴金飾，除非你已為它設定了工作順利的意圖。否則，當你走出會議室時，一定會覺得恍惚、沉重、煩躁，這都是接收他人情緒能量的跡象。不過，白金可以促進成功，反射他人的能量。

選用圓形、方形或三角形來連結或截斷他人的情緒。倘若你在工作上明顯遭到某人攻擊，或陷在某種重複的模式中，可以透過直觀想像一個圓形環繞在你的情緒能量體周圍，然後打破你跟他人連結的那個圓。如果你工作過度，在接受（或過度思考）某個工作計畫時，可以實際上或想像將該計畫放進方形盒子中。這樣一來，你就不會在情緒上有想當一頭可憐騾子的衝動。

事實上，只要你有任何過度沉溺的問題，包括靈通體質症候群或無邊界症候群等，都可以想像在你的能量場中放進一個方形盒子，隨著你四處走動保護你。假使你的情緒能量不斷流失到他人身上，可想像把自己擺進一個三角形中，接著想像三角形的底角站著一位指導靈，而你站在另一個角，神聖力量則在上方角。如此你將有能力發揮創造力，而且沒有人能偷取你的想法，或連接到你的能量精微圈中。

你有喜歡的數字嗎？試試數字2和數字3。數字2代表理想的夥伴關係，兩人會互相尊重；數字3則能維護你爲創意付出的努力。如果想跟某人和平相處，請用心靈的奇異筆在情緒能量場中寫個2；想創造美好的機會（比如找到工作或升遷），則寫下數字3。

良好的職場存活術：打開你的關係精微圈

你若懷疑脆弱的關係精微圈正在傷害你的職涯，最好從「追蹤你的故事脈絡」開始處理問題，你可以使用本書第四章提供的「找出你的故事脈絡」練習。重要的是，要理出你爲何在工作上對他人的關心勝過自己。

給個提示：這類問題通常源自於童年早期，重複的是一段你與父母兩人或之一所建立的關係模式。無意識的妥協所創造出來的模式，可能源自於你認為照顧父母是責無旁貸的信念。當你長大成人開始工作後，這樣義無反顧的信念還持續著。因此，在你無法把每個人都照顧好之前，你無法善盡自己的工作責任。

我們若是模仿父母的模式來建立自己的關係精微圈，也會遇到問題。以賈絲汀為例，她是好萊塢編劇，但她的劇本總是無疾而終。就算劇本已經好到足以出現在製作人的桌子上，卻總在最後一刻被拒絕。那麼，她本人有怎樣的故事脈絡呢？她的父親是躲避法律的異教領導人，而她的關係精微圈表達出：她的工作和父親一樣，都必須盡量保持低調，不引人注意。當我們將她的精微圈轉換成適用她自己而非父親的需求後，她立刻就簽下了一紙合約。

一旦你找出自己的故事脈絡，我鼓勵你採取以下兩個步驟：首先，重返原始的劇情，但給它一個新結局。改變故事就可以改變你的能量系統，還有你的神經組織。接著，重新撰寫角色。在生命劇情中，將漠不關心的母親換成一個肯付出的慈母；或換掉愛酗酒總是不在家的父親，給自己一位超級關愛你支持你的父親。職場上發生的事，將會隨著你內在劇本的轉變而轉化。

重寫故事後，你可以設定一個能夠吸引及支持你職場關係的意圖。畢竟，成功是需要靠著能開放自己去服務他人並獲得協助來作為回報。設計意圖時，腦海中想的不僅是下一步，還要想到你長久以來內心的渴望。

由於關係精微圈的基礎在於心，我鼓勵你在工作時，盡可能經常練習有意圖的呼吸技巧。吸氣時，專注於你的意圖，吐氣時也一樣。如果你感到緊張有壓力，或陷入某種症候群中，在吸氣吸到最飽及吐氣吐到最盡時屏息一下子，就在每次暫停呼吸時重新啓動你的意圖。這會重新設定能量場的程式，藉此轉變你跟他人連結的方式。

我鼓勵任何在職場上人際關係有問題的人，帶兩面鏡子去上班。一面鏡子背向你；這可以反射他人的能量；另一面鏡子則放在隨手可得之處來做以下練習：當你察覺到某個症候群的徵兆就要出現時（通常是在看見、坐近、想到或跟某個特定人士互動時被啓動），看著第二面鏡子，想像你看見的是那個麻煩人物而不是你自己。那人的哪個特質使你產生反應？那人反饋給你的是什麼特質或需求？你爲何對此有負面回應？

仔細思考過這個特質或需求後，想想它的正面屬性——隱藏在負面外表下與生俱來的美、天賦或能力。這個人極可能誤用了他這個特質，但也有可能是你還沒認清自己內在這個特質的眞正美好之處。

你若是願意，讓鏡中的人物轉變成你自己。看看新的自己，如今具有先前缺乏或未承認的特質。現在想像並感受到你正在使用這項特質。最後，感謝那個人幫你揭露出這個特質，承諾你會以道德和健康的方式運用這項特質，不論對方選擇如何擁有與表達這個特質。最後，你可以將這個人釋回到他更高層次的道路上。

你可以將這個過程進一步發展到不使用鏡子，每當你察覺到自己的工作正陷入關係症候群時，立即在腦海中請求看見你可以藉此機會轉變、接受或改變什麼。然後設定想要改變自己的意圖。

更多實用的技巧，可以調整套用上文在生理及情緒精微圈中所提到的方法。對關係敏感的人，最好的飲食是以心爲基礎的地中海飲食，也就是大量的海鮮、番茄、綠葉蔬菜和全穀類。祝福你的食物，它也會回祝給你。綠茶比紅茶更適合你，而咖啡可能要多考慮一下。

你若想要使用石頭或寶石改善職場關係，可以選擇粉紅色或綠色的石頭。粉紅色是愛的顏色，能打造堅強的關係界線，獲得他人更高層次的靈性回應。綠色能清理心，讓你專注於意圖，好讓我們的希望能夠協助他人和自己。

祖母綠對做生意的人特別有用，它們能建立健康的關係精微圈。印度人認爲祖母綠跟水星有關，水星的能量會透過關係能量圈來影響生意、溝通及事業成就。珊瑚能注入勇氣，穩固事業上的成就，也可以加強社交地位和財富。紅鈣鋁榴石（肉桂石）是一種特別的石榴石，能使你在他人面前呈現出自己最好的一面，展現你迷人的特質，假如你需要使上司、客戶或潛在雇主對你印象深刻，這是加分。綠松石可助你與更高層次的眞理溝通，並在你不知該說什麼時，幫你找到適當的詞彙。

你若是喜歡使用符號，可以想像有個圓將你和你想連結的人（比如潛在雇主、買主或客戶）兜在一起。要建立有創造力的關係，可以想像用三角形將自己與他人連接在一起。如果你正在受苦或被吸取能量，則用方形把自己框起來保護。

想像有個數字4寫在你的關係能量場中，這將會促進職場關係的平衡並保護你。不可使用數字8，否則你會在職場關係上重演童年模式。不過，假如你認爲自己陷入反覆不斷的紙娃娃模式中，就可以在關係能量場中畫8，然後把它分開成上下兩半（0和0），這會使舊有模式失效。

釋放關係模式的關鍵之一，就是讓能量索及其他能量契約失去作用。這是清理關係或靈性精微圈的重要步驟，我們會在下文中探討。

找出真實的自己：重建健康的靈性精微圈

多數人被教導說靈性事物是專屬於禮拜的殿堂，或是深鎖於我們的心和靈魂深處。然而，工作就是一種靈性事物：這是我們的靈性將愛注入一切事物的方式。

我相信在工作上要達成療癒和守住成就，最重要的兩個精微圈是生理與靈性精微圈。工作是我們生理資源的來源，也意味著要表達出最眞實的自己。環繞在工作場所的恐懼與羞愧往往令人不知所措，使我們的靈性精微圈迎向有形與無形的入侵及攻擊來源。一般而言，當你經歷以下情況時，就表示有靈性力量在工作上對抗你：

- **幻滅**：這是一種你無法計量的感覺。世界既壞又危險，又何必珍視自己？何必展現出自己的價值？何必以爲你能貢獻什麼？

● **邪惡**：你察覺到，甚至是嗅到一股黑暗力量從辦公室中的某人身上散發出來，或縈繞在工作場所中。當你一想到工作，就彷彿是被工作下了咒一樣。你無法對人力資源主管解釋這股邪惡存在，但它眞的存在。

● **陰森**：彷彿有眞實的存在或能量侵擾你的工作，或與工作場所有所連結。你也可能感受到每人身邊有鬼魂存在。

● **干擾**：某種你無法理解的東西，不斷干擾你的想法、潛在的成功、工作、就業或表現。你無法證明它的存在，但你知道那是眞的。

● **沒有目標**：你讀過的所有靈性書籍文獻都聲稱你是有能力的，是受到神聖力量眷愛的，來到這世間是懷有目的的。但你無法理出你的目的是什麼，你因此認爲或許這代表每個人都有目的，也都很重要，但只有你除外。

● **成癮或不良行爲**。每當你就要成功時，似乎會有某種無法控制的莫名衝動使你做錯事。你盡一切能力來終結並克制自己繼續這個模式，但它還是不斷發生。有股你無法解釋的力量慫恿你這麼做。

● **厄運與不幸**。你只差一步就做到了，但悲劇卻毫無預警地發生了。假使這種情況只發生過一次，你不會有任何質疑。但爲何每當你就要成功時，就會遭到無形力量的阻擋？你在維護生理精微圈時，卻察覺到隱含著一股不可見、超自然的苦難源頭。

幾乎所有的宗教傳統，都能爲我所謂「干擾」的超自然力量的存在作證。這些力量通常是源自於無形的世界，透過世界與世界之間的裂縫溜了進來。它們可以被稱爲負面存在或力量、墮落的天使、惡魔、鬼魂、幽靈、祖靈或神怪。不論你如何稱呼它們，它們都不希望你在工作上達成你的靈性目的，因爲你的成功會在世界上創造出更多的愛與光。基本上，這些存在都是畏光的，因此它們會激發黑暗，以黑暗爲食。

並不是每個在午夜或在桌子上發出碰撞聲音的東西都是超自然力量。某些人的身體或意識可以自我分離，如幽靈一般行動。或許你的上司、同事、患者或諮商對象的某個面向，或是鬼魂正附身在他們身上，正在設法偷取你的能量，或阻礙你的成功，以便使你在職場上的光芒變得黯淡。

這些力量不論是來自活人或亡者，都是透過本書第三章所描述的能量索、束縛或能量契約跟我們相連。這些能量索伸展於兩人或兩組人之間，能吸取我們的能量，且（或）將他人的能量傾倒給我們，使我們暴露於他人的想法或感受、問題或需求、成癮或疾病之中。這種情況在其他文化中也被稱爲詛咒或著魔，能透過各種方式，尤其是在職場上阻礙我們成功。

如果你認爲自己的職業生涯正經歷無形的介入，那該怎麼辦？有兩個簡單的方法每次都管用：祈禱並療癒靈性精微圈。

你不必有宗教信仰才能祈禱。祈禱是向神聖力量傳送訊息，我不在意你將神聖力量稱爲上帝、阿拉、基督、瑪利亞、觀音菩薩或空無。因爲神聖力量只不過是那個無條件愛你、爲你帶來安全所需要力量的來源。

你的祈禱可用意圖形式來表達。具有靈性基礎的工作意圖應該包裝成一個請求，請神聖力量爲你帶來能使你有道德有智慧運用天賦的最佳可能改變。你必須願意接受必要的啓發與指引，才能使計畫發生，或在它發生時跟進。你必須願意跟從自己的直覺，即你察覺、傾聽、感受或理解神聖力量洞見的能力。我們需要乾淨牢固的靈性精微圈，原因之一就是如此我們才能從干擾之中分辨出直覺。精微圈渾濁、破損或可穿透時，很難分辨兩者。

祈禱（或祈求）及冥想（或接收）的態度，將引導你進行下一步：療癒靈性精微圈。運用第四章介紹的「靈對靈」練習，專注於工作上的議題。向神聖力量請求讓你觸及自己的直覺能力，揭露任何來自生者或亡者且正在穿透你的靈性精微圈的能量索、束縛、詛咒或符咒。你若是想要對這些附著物的源頭有更多了解，請求神聖力量給你啓示。假使你想要更深入領會這些入侵物如何影響你的靈性功課，請求神聖力量爲你揭露。

要清理介入的干擾最容易、最有愛且最有力的方式，是請求神聖力量釋放你與其他關係人的束縛及負面連結，以療癒之泉取代這些能量索。不需要去拉扯能量索或對抗它們，或因此感到害怕或生氣。善意將以光的正面能量取代所有負面能量，使你與相關的人從靈性契約中解脫出來，去追隨正確的天命。這些恩典之光直接源自宇宙能量場，能夠穿透所有能量形式的介入。

你可以運用本章介紹的任一種或所有方法來輔助這項工作。我鼓勵你利用直覺來選擇實質的工作、食物、飲料及活動，但以下還要給你一些小訣竅。

透明水晶或鑽石是靈性意圖的正面傳導者，還有一種罕見的印度貓眼石（也稱為「龍尾」）。這顆「成功之石」可保護我們不受負面能量入侵，促進直覺能力，吸引神祕經驗與天啓。②

數字7是最神祕的數字之一，能吸引神聖力量的協助；數字9可幫助我們遠離老舊循環。小心數字6，它會迫使我們在好與壞之間做選擇，除非你一心向善、不會動搖。受到靈性吸引的人，只要願意以愛來看待並擁抱生命的一切，就會受到啓發。要投入工作中，並以適當的靈性精微圈在職場上運作，就是去發現這個世界已經是美好的，而我們只是要使它變得更美好。

安全安心工作：照護者的精微圈

從事照護工作的人，尤其是與個案一對一或在小團體中工作的人，最常詢問的問題是：「我要如何才能顧好自己的精微圈？」當照顧、幫助或爲他人付出是你的工作和使命時，你應該如何守住自己的能量？

療癒師、諮商師、醫療照護人員、治療師、社工及類似的專業人士，經常會出現照護者過勞症狀，精神心理負荷不了，因爲付出而長期陷入筋疲力竭的狀態。

照護者過勞狀態至少有部分是肇因於能量問題。我會知道是因爲我也是從事同一類的工作，也聽到相似的抱怨：

「我只能一再接到同類型的案子。」「我接的案子不是付不了錢、就是抱怨個沒完、或是約好了不來、愛占便宜，期待不付出就有收穫。」（紙娃娃症候群）

「我的客戶偷光了我的能量。」（吸血鬼受害者症候群）

「我接收了他們的問題，包括疾病、不明存在、原生家庭問題、情感和其他問題。」（靈通體質症候群）

「結果我完全筋疲力竭，還替他們做完了所有步驟。」（療癒者症候群）

「我失去了所有能量。」「我分辨不出來什麼是我的，什麼是案主的。」「有時候我說話、做事或思考的樣子就像是最後一個案主，搞不清楚怎麼回事。」「我無法跟他們區分開來。」「有時候我想要與案主發生關係，當然那是錯的。」（無邊界症候群）

「環境必須絕對完美，否則會干擾我的工作。」「我無法跟噴香水、穿非有機衣物或吃肉的人一起合作。」「宇宙能量介入我的案子。」「我一直接收到案主寵物傳來的訊息。」（環境症候群）

假如你具有以上任何一種症候群，找出最有可能受到影響的是哪一個能量精微圈，然後開始進行修正。也可以利用以下我每天會在諮商時所使用的技巧，這些能確保我在當天工作結束時仍擁有正常健康的能量，而非筋疲力竭。

1.事前的準備。工作前，我一定會去走路或運動，爲這一天設定好意圖，同時我也會注意自己的穿著。本書第四章所介紹的各種顏色都有不同的頻率，我會聽自己當天的直覺來選擇衣物。我知道如果我拿的是紅色衣服，我可能會變得很強勢而戲劇化。如果挑的是深色衣服，可能要面對的是一位匱乏或憤怒的案主。黑色或灰色衣服，則可以隱藏我個人的反應或自己，使我能更全心協助對方。

2.布置。我會用我最喜歡的物件來布置諮商室，每個物件對我都有意義。比如說，門邊的避雷針代表我竭誠歡迎神聖力量，案主座位上方有兩幅來自祕魯的圖片：一張代表神聖力量的愛，另一張代表釋出負面能量與存在。還有一張海豚的照片，是用來吸引喜悅、童心及療癒。房間裡四處都擺有各種石頭和寶石，每一顆都有特定的目的。

3.協議。我會以一小段說明來開始諮商，並在口頭上建立精微圈。我告訴案主我的意圖，也就是邀請療癒發生並協助他們。我也告訴他們，我會請求神聖力量設立範圍與精微圈，如此我至少不會造成傷害，頂多就是從旁協助。然後我確認他們了解我並不爲我的工作或給出的訊息做保證，他們必須自己決定哪些訊息是有益的，哪些不是。我也會回答關於我們要做的事的任何問題。

4. 生理精微圈。案主跟我隔著一張桌子。我能從我的生理精微圈中爲案主接收到許多訊息，因此需要一個實質障礙來過濾目的。我只在覺得自己是安全且強壯的時候，才會親自動手進行療癒。我會建議需要實際動手的工作者，要使用經過設定過意圖的布料、手套或特殊珠寶來把負面性反射出去，並加強療癒能量。我也會在兩個客戶之間的諮商空檔先休息一下，去洗淨雙手，並在洗手時想像前一位案主的能量都已在愛之中從我身上清除了。

5. 情緒精微圈。我想像案主跟我之間有一片乾淨的能量布幕。這片布幕能將案主的情緒從我的情緒中過濾出來。不過，因爲我的工作必須仰賴我能察覺他人感受與想法的能量，所以我將這片能量布幕設定爲允許他人的情緒穿越，但不會導致我接收到情緒的眞實能量。如此一來，我可以偵測到案主的情緒，卻不會將對方的能量接收下來。

6. 關係精微圈。有時想要避免涉入案主的問題會不容易做到。受虐的孩子、有才華的人被無故開除、被遺棄的另一半，碰到這些人，我們的心會忍不住靠向對方。這時候，我會確保在諮商結束時，下意識地把心收回來，也把能量收回來。透過察覺自己的關係能量場或心的能量場，我確認自己在案主離開房間前已經鬆開彼此的連結。假使沒能順利做到，我會再做幾次深呼吸，直到心完整回來爲止。

此外，我也會在所有門口畫上內部有十字的圓。案主走進來時，立刻會受到神意的祝福。她或他離開時，我自己的能量則會留在門內。

7. 靈性精微圈。我在與案主諮商時，一定會使用「靈對靈」的練習，用的是我在課堂上教的同樣過程。我也習慣在諮商開始和結束時，請求神聖力量將案主與任何必要的療癒之泉連結，也爲我做同樣的連結。

8. 處理自己的問題。我請求神聖力量，在我自己的問題被諮商工作觸動時，要給我警告，並將該問題放進我擺在心裡的白色盒子裡。當天工作結束後，我會花幾分鐘來檢視盒子裡的內容。相當多的問題會藉此出現在我自己的諮商室中！

9. 同事。我通常都是一個人工作，當然我也有事業夥伴，有時候我們會一起授課。我跟他人一起工作時，會請求神聖力量爲我們更高層次的努力「保留一個空間」，我想像有一個白色療癒泡泡環繞著所有關係人。這股能量保護我們每個人不受彼此干擾，讓我們的問題不會變得模糊，並產生一個安全又充滿愛的連結。

10. 獨處。當天工作結束後，我會爲自己進行「靈對靈」的練習，請耶穌來做爲替代證人，召喚神聖力量，請祂將我從日常工作中釋放出來。我的心思很少會陷在一天的工作中，這使我能自由自在度過其他不工作的時光。

7
生活支柱：賺錢的精微圈

除了氫和氦之外，我們所有的元素都是來自巨大星星死亡時的痛苦掙扎。

——氣象學家克里斯．波爾生（Chris Poulsen）

金錢是滿足我們物質需求的實體工具，但也與情緒和關係的健康有關，且能支持我們的靈性成長。我們需要錢來滋長、成熟、朝靈性的天賦發展。我們需要金錢的支援，才能享有人生目標。也可以說，金錢是在爲了完成人生任務而投入時間與心力後，所獲得的回報。

但，金錢也是對事業、關係及身體健康造成壓力的最大肇因之一。金錢問題的肇因很多，但其中的背後因素之一是能量精微圈受損。工作經驗，幫助我辨認出防護不夠周全的精微圈會導致或加劇各種金錢困境，包括負債、缺錢、失去收入、財務混亂、稅務問題、收入不穩定、花費過度、依賴乃至貧窮等問題。由於萬事萬物都是能量，想想我們與錢交手的實質經驗、不論是情緒上的困惑、對身外之物的態度，或是精神上對錢的錯誤觀念等，所引發的所有曲折起伏。七種能量症候群的任何一種都能腐蝕我們的錢包和自信心，甚至使我們流離失所。

你可以運用第六章改善工作能量精微圈所提到的方法來處理金錢問題，但金錢也是個獨立的主題，因爲在觀念上它比事業或靈性目標更錯綜複雜。我聽過人們把金錢描述爲權力、愛、能量、元素、交易、想法、目標、成功的依據或是邪惡，甚至是來自上帝的禮物。金錢對每個人都具有多重意義，這些多面向觀點只會使我們的金錢問題變得更爲混亂。

我發現四種能量精微圈的任何一種，事實上都代表了對金錢的不同概念。特別在金錢議題上，若不全面檢視四個主要精微圈，就只是見到了金錢的某一特定面向而已。你也可能會發現，你的金錢問題似乎更符合了某一類的精微圈，但我還是要重申一遍，你極可能必須評估每一種能量精微圈與金錢的關係。

在生理層面，金錢提供了我們安全感，尤其是物質上的安全感。因此，它可以（也應該）被視爲一種實體物質。拒絕金錢等於拒絕了生命提供的滋養，接受金錢就是接受這份滋養。囤聚金錢是不信任人我之間的關係，而捐出所有則是拋棄個人的安全感。在情緒層面，理想上，金錢傳播歡樂。假如理財不會讓你快樂，代表你的情緒卡住了；你的情緒精微圈將你鎖進羞愧或罪惡感之中。在關係層面，金錢反映出愛與力量的平衡；而在靈性層面，金錢是實踐靈性召喚的工具。

我們眞的能夠擁有錢不僅夠用且能多存一些，那種有餘裕的生活嗎？只要願意採取必要步驟來修復我們的生理、情緒、關係及靈性精微圈，就能辦到。不虞匱乏的財務，也能滋養我們的靈魂，支持我們從地球邁向太陽的靈性旅程，還能一路上享用各種豐碩的果實。

當你爲了確保財務富足而建立能量精微圈時，我鼓勵你也要利用第六章所提供的建議來修復精微圈及療癒相關問題。我們在工作上碰到的問題，往往跟金錢問題平行存在。例如，你若在工作上因爲靈通體質症候群而影響到人際關係，很可能會在金錢上也遇到相同的問題（不過，這是個粗略的原則，所以要把自己當成是個獨一無二的存在來面對問題）。

生理精微圈富有，你的現實人生也富有

就算把十塊錢縫在口袋，賽門也留不住這十塊錢。遲早會有某種人事物——傳染病、老

婆、他那些青春期的孩子或某種意外——來蠶食他的口袋，把錢偷走。賽門的收入不少，卻一直存不了錢，一次和二次房貸壓得他喘不過氣來，情況嚴重到他開始考慮要宣布破產。他對自己的財務困境難過到想離婚，只爲了避免拖累老婆和孩子。

我問賽門他認爲問題的核心是什麼，何以有良好的收入卻債台高築？他雙眼泛著淚光看著我，娓娓道來。他跟父親從未謀面，因爲父親在他出生前就拋棄了母親。他的母親幫人打掃房子謀生，必須忍受雇主刻薄的對待方式，因爲無法承受這些，於是她把多餘的錢花在毒品和酒精上，也讓賽門將錢與痛苦、折磨、遺棄和虐待聯想在一起。缺錢會對他的生存造成威脅，但身上有錢也會讓他覺得安全受到威脅。

能量上（透過他的生理精微圈），賽門對世界釋放出混雜的能量訊息：他既有想獲得財務保障的肯定意願，卻又有明確的否定意願來抵銷。現實世界對此的回應是讓他能夠賺錢謀生，但在金錢回饋的支持卻反覆無常。他起伏不定、容易滲透的生理能量精微圈是一團糟。

我們的心靈將金錢視爲物質，對於教導我們金錢可以加強安全感的行爲和經驗會做出正面回應；而對於使我們相信金錢會降低安全感，或者世界本身就非常不安全所以金錢不重要的情況和人物，則給予負面反應。我的經驗是當某人的金錢問題越是極端並且危及生命時，他們與金錢相關的創傷就越嚴重，與身心健康相關的創傷亦然。換言之，生理精微圈的問題往往會揭露出最令人震驚卻明顯的金錢窘境。最典型的情況，就是以一連串緊急的財務困境、看似沒有出路或長期憂心金錢問題等方式來顯現。

因爲生理精微圈處理不當所導致的財務問題，可以寫上好多頁，包括嚴重負債、持續失業、不可靠的投資、收入不斷流失、長期短付工資等。此外，還會涉及到未善加處理的成癮，如沉溺於賭博、購物、毒品或酒精等，不僅導致金錢損失，還會威脅到生命或生計。我有些個案的財務狀況岌岌可危，原因都是關愛的人經常生病、精神異常或身體受虐。基本上，你的財務問題若持續動盪到你的生存經常受威脅，代表你的生理精微圈已經受到侵害，若想要使財務恢復健康，就必須修復這個精微圈。

如同工作上碰到的問題，這些生理性的金錢問題，其肇因往往是曾經暴露在或涉及到虐待、成癮、創傷或其他侵害性環境。我曾經有位案主在童年遭受性侵害多年，長大後，從來就不曾有錢過。他是個聰明的男人，所創的事業往往能在短短幾年內就展現出成績，卻總在準備大展身手時就以高速失敗墜毀。

生理精微圈的問題，也可能是由更隱匿的困境所引起的，我們從能量上可以察覺到，但表面上並非一直都很明顯。這些情況包括不僅在財務狀況不良的家庭中長大，且在這種情況中還有其他威脅存在。或許老爸平日都很清醒有工作，但口袋裡一有多餘的錢，就會喝個爛醉。我有位案主由購物成癮的母親撫養長大，母親會把多餘的現金藏在抽屜裡，累積到可以偷偷跑去瘋狂購物爲止；她總是花過頭，讓家裡好幾天沒飯吃。或許父母某一方總是信用超支，或把我們的學費拿去還賭債。也許父母把所有的錢都花在有障礙的孩子身上，而我們什麼也沒有。

這類起伏不定、不可預測的情況所帶來的經驗，符合慢性虐待現象。當這種蹺蹺板式的虐待與金錢有關時，我們對財務的安全感也會起起落落。

任何將金錢與實質困境或虐待連結在一起的情況，將引發至少一種能量症候群，而我們甚至可能不知道曾經發生過什麼事導致這些問題發生。我有位男性案主被富裕家庭領養，不論父母在財務上怎麼幫他，他還是勉強到幾乎付不了帳單。在調查過他的原生家庭後，他發現自己是親生父母的第五個孩子，因爲父母沒錢才把他送人領養。他在無意識中吸收了他們的能量模式，於是他的生理精微圈將貧窮的能量朝世界放送，力量強大到世界別無選擇，只得配合他！

科學界，包括微嵌合學（某一個體的少量細胞轉移到另一個體內就稱爲微嵌合，最可能的是母親在懷我們時，將她自己的細胞留在我們身上）及表觀遺傳學，強調了一項事實，那就是我們生命中最具挑戰性的金錢問題，並非源自我們本身。然而，與金錢有關的侵害或悲劇越嚴重，不論這是發生在自己或他人生命中，對我們的財務底線的影響將越劇烈。要讓生理精微圈開始富裕起來的最佳方式，是設定意圖或是在本書第六章提及的工作意圖上再添加財務需求。將這個意圖設定到你的食物、飲料及各種隨身或擺設物件中，穿戴和使用第六章建議的顏色及形狀，盡你所能來加強工作狀態。

假使金錢問題已經嚴重影響到你的存活，就得將問題歸還回去它本該存在之處。正好和你的無意識認知相反，錢並不可怕，對你個人的安全也不具威脅。反之，錢是個實質的東西或物質，讓錢回歸到它原本的角色，可以減輕你對金錢的成見，有效平息問題，並且在與金錢有關的生理精微圈上展開療癒。

錢最初只是一種交換媒介。我們的祖先以物易物，以一顆馬鈴薯換來一條玉米，或用幾顆石頭交換鄰居的幫忙。當錢還是實質的東西時，你很容易掌握錢的流向。到後來，錢成了定量的有價物品，更後來我們工作拿的是一張薪水支票、買東西用的是信用卡，這些都不是錢的眞身，只是象徵。那用錢買來的物品呢？想想看，你會盯著沙發或茶几，然後眼前浮現錢的符號嗎？錢已與它的物質本質分離，這使得我們更容易將我們的問題投射到金錢身上。

要修復生理精微圈，就必須使錢跟我們的實質存在再度產生連結。此外，我們也必須重申我們對錢的需求，是一種與需要空氣、食物、房子、飲水一樣對等的需求。

一開始，你可以回憶童年時金錢所具有的物質意義。以我這一代來說，我們小時候有小豬存錢筒、硬幣和紙幣可用。我記得我存到十塊錢後，把錢裝在口袋裡，跑到附近雜貨店買耶誕禮物，當時還頗爲沾沾自喜，覺得自己很棒。錢不恐怖，反而是令人開心的。

把錢視爲實體的東西和需求，能爲我們對錢的渴望找到正當理由。將它量化成物質，能敦促我們要明智的用錢，克制自己把錢送給會濫用的人，或花得不踏實。你會讓自己呼吸空氣，不是嗎？你不會把空氣全都給了某個操控著你的人，不是嗎？當我們開始習慣把錢視爲幸福健康的試金石時，它就會確實地轉變成你生理能量上的繃帶和藥膏、石膏和夾板、香脂和花蜜。

要如何重新爲你的潛意識，教育它關於金錢在物質層次上的眞正本質呢？首先，要原諒自己和其他相信金錢會造成傷害的人。反之，你應該認同金錢是一種帶著世界祝福的東西，然後開始走到哪裡身上都帶著現金，就算只有幾塊錢也好。爲這些現金，也爲每塊新來到皮夾中的錢設定越來越富足的意圖。假使你有財務或工作上的意圖，也可以使用。對所有其他實際上代表錢的東西，包括薪資單和帳單等，都要施以相同做法。

接著，開始模糊收入和支出的界限。因爲不管是流入或流出，這兩股錢流都在支持和滋養著你。就像植物吸收氧氣，就會釋放出二氧化碳一樣，我們必須接收金錢並釋出金錢。

現在，把你手上的現金集中起來丟進乾燥的浴缸裡。握著這些錢時，要將你的意圖傳送給錢，爲這些錢設定好程式。你甚至可以想像當你在設定意圖時，這些錢已經開始倍增了！接著爬進浴缸裡，感受所有的錢，想像你有多富足，因爲這些錢的能量已經修復了你的生理精微圈，也修復了過去被迫與錢產生惡劣關係的那一部分的你。

平日買東西時盡可能使用現金。拿出定量的錢當隨身零用錢，用現金購買日常用品、剪髮、加油等等。有時你必須要懂得取捨，有時則不需如此。使用現金購物，會重建錢跟你的需求之間健康且必要的連結。

最後，我要建議你想想那些造成財務不安全感的眞實創傷。運用本書第四章提到的方法來找出你的故事脈絡，不要專注在未能發生的事，而是要想著原本可能發生的事。假使父母每次缺錢就拿你出氣，問問自己他們應該怎麼做才對。或許他們應該和財務規畫專家討論他們的擔憂，或者減少外食次數。也許他們應該要抱著你，跟你說一切都會沒事。要決心給自己從來沒人給過你的，要做大人或當權者應該做的事：如果你的錢不夠用，請做好財務規畫，或減少外出用餐的預算。請朋友在你對財務狀況感到憂心時安撫你。

我有個案主，他的薪水始終比同事低。在家裡，他會先確保每個人的物質需求都得到滿足後才會考慮到自己，而這通常意味著要犧牲他自己的需求。爲什麼會這樣？他在原生家庭是長子，底下有四個弟妹，家裡每多出一個小孩，他可以用的錢就會遞減，他的弟弟妹妹每次都會分到較多的食物、衣服和錢；十二歲那年他被迫休學，開始工作賺錢。像這類型的忽視符合了實質虐待的狀態，這會創造出自卑感（一種情感問題），以他的例子來說，就嚴重影響到了他的價值觀，使他不會主動爭取平等待遇。我要他每星期從薪水中撥出五十美元，只用在自己身上（不分給別人），以滋養受到傷害的內在自我。幾個月後，他開始擁有了自我價值感，決定換個更好的工作，並在經濟蕭條時期，如願找到了新工作，薪水比他的上一份工作多出百分之二十。在那之後，他將自己的「私房錢」增加到一百美元，而且就要得到另一個升遷機會。

生理精微圈會對實質的行動、物質有所回應。當你在財務狀況有進展時，要以實質回饋來獎勵自己，即使只是到公園散個步，或到雜貨店買個小東西都行。以自己值得有錢的態度來對待自己，可以開啓空間讓更多錢進來，減少匱乏感。

重整情緒精微圈，讓錢滾滾而來

多年前我曾與一位財務治療師一起工作，他宣稱所有的金錢問題都是源自情緒問題。在情緒層面，財務情況並非關於我們有多少錢，或不足多少錢。我們可能在銀行有幾百萬元，還是覺得自己窮。反之，我們也可能只有口袋裡的幾塊錢，卻認為自己是地球上最富有的人。金錢本身不是問題所在，反之，我們的情緒——我們所受到的教育與設定的信念加上自己的各種感受——決定了我們對錢的感覺，尤其是與錢相關的情境，也決定了我們承受錢的壓力或錢關的能力，以及我們接收與回應機會的意願。

與錢相關的強烈情緒反應，尤其是持續導致財務困窘的反應，掩蓋了與金錢相關的痛苦。痛苦是我們受到不當對待時產生的反應，或許媽媽從不把錢花在我們身上，或許我們是學校裡唯一穿著可笑衣服的孩子，因為家裡太窮了。不論我們的經驗是什麼，重要的是我們因為遭受到不配擁有金錢支援的對待，而陷在隨之而來的痛苦之中。

我們或許因為錢的問題體驗過憤怒、恐懼或悲傷，但包覆著這一切的是情緒能量場中的厭惡感，這通常會以羞愧或罪惡感的形態呈現。厭惡感既會導致情緒精微圈受到破壞，也是受損情緒精微圈的產物。

羞愧說的是：你本身有問題。它是參與某種令人可恥的行動、事件或關係後的產物。年幼的我們不會自己製造羞愧感，一開始是周遭某人做了某種壞事或可憎的事。那人當然不想要感到羞愧，但那股羞愧能量卻必須找到出口，於是最後來到了我們身上，交織在我們的情緒能量場中。

我曾有個案主，他自小看著母親向父親乞求給生活費。老爸在拿出幾塊錢買食物時，還用難聽的字眼稱呼母親和四個兒子。有一回，案主和母親到一家他們可以記帳的雜貨店購物，但老闆說他們已經賒帳太多，直到父親付清欠款之前，無法再給他們任何食物，這讓他當下感到很難堪。那晚，全家人只能吃麵包塗奶油。長大後，案主名下連一毛錢也沒有。他怎麼可能會有錢？錢對他來說，等於困窘難堪。

如果最初傷害情緒精微圈的事跟錢有關，你就會有金錢上的羞愧感，因此錢不會讓你快樂。事實上，你會更傾向相信有錢只會讓你不舒服。

內疚與罪惡感非常相似。我們做錯事時理當感到內疚，這樣，我們才能使內疚發展成眞實且健康的厭惡感，以便告訴自己需要改變對待某人或某物的行爲或關係。我們會隨之做出改變，避免重複相同的錯誤。然而，假使我們很容易感到羞愧，過度的罪惡感將會發展出我所謂的假性罪惡感。每當自己有錢而別人沒有時，就會感到內疚或難過到承接他人的債務或工作。或許是我們聽任入侵的靈體，讓我們內疚到做出愚蠢錯誤的金錢決策，或者是放任他人偷取自己的錢財。假使我們有個薄弱或受損的情緒精微圈，也會輕易接收他人對金錢的罪惡感，而加重自己的問題。

當情緒精微圈深陷在自己或他人的羞愧或罪惡感中時，無價值感就會像麵包上的黴菌一樣快速生長，因而無法將自己的感受（憤怒、悲傷或恐懼）發展成其眞實的目的：喜樂。

要改變情緒精微圈，我們必須願意採取以下五個步驟：

1. 感受隱藏的痛苦。
2. 釋出不屬於自己的厭惡感。
3. 賦予原始的厭惡感力量。
4. 淨化情緒能量場。
5. 採取行動創造歡喜。

1 **感受隱藏的痛苦**。運用「找出你的故事脈絡」的方法（參見第四章），返回製造出與錢失和的那個原始情境。感受當時的痛苦與傷害，並在過程中給自己愛。

2 **釋出不屬於自己的厭惡感**。持續在原始情境的痛苦中滋養自己，直到對於造成你對錢有負面聯想的那個人感覺到厭惡爲止。只要你還在自責，滋養的工作就尚未完成。靜待著，直到你能夠準確指出某個並不代表你的人物、情境、文化、信仰或習俗爲止。我們並非自願接收負面的財務信念，現在，請求神聖力量爲這股厭惡理出頭緒，至少在你和厭惡感最初的主人之間，將某些厭惡或羞愧感切割開來（我經常請求神聖力量告訴我實際的分割比例，例如二〇%是我的，八〇%是他人的）。請求神聖力量讓你從那不屬於你的厭惡感中解脫出來，並明白神聖力量會以愛的方式來處理這股厭惡感及它理應歸屬的所有人。

3 **賦予原始的厭惡感力量**。透過原諒自己對厭惡感的壓抑，就能賦予它力量。你不需要原諒其他參與者，目前還不需要。你必須將自己從聽任羞愧與罪惡感宰割的情境中釋放出來，了解在那當下，你別無選擇，只能接受有害的情緒信念，以及否認自己也有資格享受富足。停留在這個階段，直到你明白在那當下你並未做錯任何事，因此能夠原諒自己在那之後因爲對錢的恐懼所做的一切。

4 **淨化情緒能量場**。現在，觀想自己正在清洗情緒能量場中暗沉的灰色斑點及不健康的嫌惡能量。你不再需要這些能量了，沒有理由要躲開富足、愛或金錢。你沒有理由阻止自己享有金錢來懲罰自己。持續進行淨化，直到你感受到情緒精微圈已經完整，能敞開來接受健康的金錢回饋。

5 **採取行動創造歡喜**。問問自己，在錢的問題上，怎樣才能讓你感到歡喜？讓答案在腦海中浮現。需要還清債務？剪掉信用卡？開始把錢花在自己而非別人身上？請求加薪？聆聽腦海中的答案，然後加以回應。從現在開始，每一天都要問自己相同的問題。看著錢滾滾而來，而且留下來了！

一般而言，健康的情緒精微圈會使人將錢與歡喜連結在一起，並帶來能增加歡喜的現金交易。以歡喜當作情緒健康的發展方向，能促進整體財務的健全。一旦你淨化了長久以來緊抓不放的嫌惡感，感受到任何未化解的痛苦，就可以開始處理其他感覺。這種治療的慣用語，意思是要你去感受所有的感受，發現其中的意義，聆聽其中的訊息，為有效而正面的決定做該做的事。記得，所有情緒都會走向歡喜，就像本書第五章和第六章所討論的（尤其是第六章中探討工作的部分）。這意味著你在面對每個金錢問題、機會、債務、帳單或挑戰時所做出的情緒反應中，都存在著尋獲喜悅的機會。

被自己的透支嚇到了嗎？首先，對自己還有個帳戶可以使用要充滿感激，藉此將你最初的恐懼轉變為歡喜。然後專注在恐懼帶來的訊息，它在告訴你採取行動的時間到了。如何製造出更多歡喜？換一家銀行？月初時把錢轉到另一個帳戶？

因為被降級減薪而苦惱嗎？把生氣轉化為歡喜，因為你還保有工作，然後仔細傾聽。待在被降級的新職位上會讓你難過嗎？那就開始尋找一個更有愛的生財管道，或許是亮出履歷、開始找新工作的時候了。

不論何時，當你一發現到嫌惡感時，就要抓緊注意力。分析這是哪種症候群，再度展開上面的五步驟療程。

情感部分已經處理好了，那麼信念呢？理想上，我們是透過成熟的信念在運作，發現自己的價值、力量、重要性、良善與值得被愛。這類型的信念，使我們有能力克服財務難關，以適當的方式解決問題；它們也能幫助我們在一開始就避開不良的財務情況。例如，我們不會跟賭徒結婚，因為我們相信自己應得的不是接收別人的一筆爛帳。

要如何以更具回饋性的信念來取代負面的金錢信念？首先，你要檢視自己的主要症候群或金錢問題，找出我們的信念錯在哪裡，隨後才能將這份信念發展得更適當和健康。

你總是卡在錢關上嗎？似乎裝錢的口袋破了個大洞？那表示你相信人生已把你打敗了。建議你，不要再有「我快破產了」或「人生是否完整」這類想法，反之，你要創造諸如以下這種意圖：「我邀請更多錢進入我的生命中，使我能欣然接受我與生俱來的完整性。」

你總是負債累累嗎？那麼你可能相信這個世界欠了你。請大聲昭告天下：你正在學習如何給予及接收富足。

你總是需要他人給你金錢上的援助？現在，請告訴自己：我本身的力量已強大到足以接受因工作表現而獲得的金錢回報。

你的預算總是超支（就像個無精微圈防護的好好先生會做的）？明白你有權得到精微圈的保護，並信任自己設下的界線。

你總是在拯救他人的財務？讓自己知道你可以安全地接收下來。

透過把反覆出現的金錢問題還原到核心的錯誤觀念上，就可以轉化問題，然後開始告訴自己真相。這些真相也可以轉變成意圖，如前面幾章所討論的，把新意圖設定到物件、食物或飲料等。

兩性關係與財務困境

坐在我面前的這對夫妻正在爲錢爭吵——至少他們是這麼認爲的。事實上，兩人都陷在關係精微圈的問題上，至於錢的問題，經過簡化後出現以下兩個主題：(1)力量vs.愛；(2)媽媽vs.爸爸。

我們對金錢的觀念，在童年時就已編寫在關係精微圈上。大約四歲起，我們走出家庭成爲社交生物，我們的社交初體驗是在學校裡，接下來幾年，我們無意識地決定要把家中的教導複製到外面世界。我們的關係精微圈帶著我們所學到的一切來到新環境，然後我們又往精微圈裡注入新事物。

社交的主要媒介是什麼?你答對了，是錢，就連在學校也一樣。

我們是部落式的動物，透過用錢買到的事物在社會中贏得地位。最受歡迎和鼓勵的孩子通常是父母照顧最周到的孩子，而這需要有錢才辦得到。擁有很酷的科技產品、最流行的打扮、有錢購買高檔的體育用品及參加最時興的活動，這樣的男孩和女孩會自動在學校的社交層級中往上爬。金錢在實質上賦予人們力量、討喜度，或兩者都有。

我不是那種女孩。還記得當年我們舉家從阿拉巴馬州的亨茨維爾（Huntsville）搬到明尼蘇達州的市郊小鎮艾迪納（Edina）時，我是二年級女生中唯一沒有紅靴子穿的女孩。我家還要好幾年才買得起新衣服，更別說是靴子了。所以，母親用回收的窗簾布幫我縫製碎花洋裝穿去上學，讓我看起來就像是個從園藝課中逃出來的落難小女生。同學和老師，當然沒人熱烈歡迎我。

我將這份排擠內化，因爲它與錢有關，使得我好多年都處在金錢困境中。我花了好幾十年的時間才解決這個問題，因爲關係問題會深深烙印在我們的能量場上，向世人宣告我們的狀態、感知能力，以及對所有財務相關事物的接收度。

錢就是力量，指的是我們擁有做財務決定的力量。不管是企業、政府機構、宗教領域或婚姻，有錢就擁有力量。幾千年來，多數司法制度都將女人的錢、財產、孩子和決定權判給男人，許多文化和宗教至今還是如此。

錢就是愛，這意味著最討人喜愛的人會獲得財務上的支持。幾千年來，最被珍視或最可愛的女人總是能贏得身價最高的男人。

我們全都被設定成將力量、討喜度與金錢聯想在一起，認爲大多數的財富都給了最有權力、最有魅力的人。畢竟，「好人」才會住在「好房子」裡，「壞人」住在「壞房子」裡，不是嗎？

我們帶著這樣的設定進入愛情關係中。這個樣板說男人賺的錢應該比女人多，男人才是一家之主，女人應該少賺點錢，好好照顧家裡。有力量的男人贏得妻子的關愛、社會上的崇高地位和職場地位；而可愛的女人會避開混亂的俗世，甘於被呵護。金錢及健全的財務，是兩性各自扮演好角色後的獎勵。

然而，現代生活的眞實狀況早已不是如此。如今女人出門工作，賺取收入，男人則會幫忙做家事。單親媽媽（我是其中之一）增加，也對這個體系造成影響。現在，有許多家庭主婦即使沒錢沒時間，仍能擁有權力與愛。現在已經沒人知道，在兩性關係中該如何處理金錢議題，因爲沒有任何一方擁有足夠的力量（資源和權威）或愛（給予關懷的時間）。

我們的關係精微圈並未從舊有的觀念中轉型，因爲我們從媽媽（愛的專家）和爸爸（力量大師）身上，承繼了對錢的關係與信念。他們的意識之流緊緊連接到我們的能量場上，我們就這樣邁入外頭的世界。

我們要如何從狹隘的「金錢等於力量與愛」的觀念中獲得解脫？如何收拾這些關係動能，擁有更健康的財務生活？處理關係精微圈的方式很多，如下面所建議的。

首先，要把「金錢等於權力與愛」的這種不恰當想法，轉變成從「金錢中領受愛」。要做出這個改變，我們得回到後院去玩偵探遊戲，回到我們成長階段的那個後院。我們只需要看看老媽和老爸，或是代表他們的人物，就可以發現我們對於錢在兩性關係上的錯誤假設。接著我們必須把這些影響從關係能量場中清除，允許豐盛之流湧入。此後，我們就能擋開任何會導致金錢流失的兩性關係。

回想早年在學校的光景。任記憶四處遊蕩，記起你在四到八歲時的那段時光，回想金錢和富足感對你的影響。先回想你的童年玩伴，哪些孩子天生就是個領導者？哪些人的朋友最多？他們的家庭經濟狀況如何？更重要的是，你對於他們的好環境有何感受，如何影響你對自己的觀感？

不論你的社會觀感爲何，它們都是源自你的家庭。把焦點放在父母身上，或是擔任這些角色的人身上。首先你記起了你的母親或家中的女性主導角色，她對金錢的信念爲何？關於金錢她教了你什麼？又教了你哪些女性的用錢行爲？她在金錢上的問題，如何建構了你對於錢跟力量（完成任務的能力、權威）、錢跟愛（付出時間、關懷和同情）的看法？

關於父親或你生命中重要的男性角色，也提出同樣的問題，專注在他對男性力量或男人方面，爲你展現了什麼。回顧完父母的金錢觀之後，精簡你的結論來回答以下問題：

- 關於女性與金錢的關係，我相信以下描述：
- 關於男性與金錢的關係，我相信以下描述：
- 關於力量與金錢的關係，我相信以下描述：
- 關於愛與金錢的關係，我相信以下描述：
- 金錢在兩性關係中扮演的角色是：

你看出關係議題如何影響到你的財務狀況了嗎？現在，請以更健康的信念來取代不健康的信念，把這個新想法包裝成意圖。你可以創造出新信念，例如：「我要的是一段能分享力量、愛與金錢的關係」、「我不吝付出，也勇於接受」，以及「我對自己和他人的愛，足以使我在財務上擁有力量」……開始運用第四章及第五章提出的方法來設定富足的意圖。

光是想法改變還不夠。你在童年接收的金錢觀，以及經過你行爲深化的信念，已經交織在你的關係精微圈中。因此做完內心工作後，你還必須修復你的能量場，否則你這輩子的模式將會持續下去。

處理能量場時，請先進入冥想狀態，請求能觀想到、感受到或透過內在靈性被告知那些假信念如何影響你的關係精微圈。特別檢查七種能量症候群的跡象。如果精微圈太厚，會使你無法接受他人的給予；有漏洞，則顯示你具有會使金錢流失的症候群；讓能量流入和流出的雙向破洞，意味著你有療癒者症候群（你不僅會把錢交出去，還會接收他人的金錢問題）。精微圈出現裂縫，代表無法擋住他人的能量，你會對他人過度敏感，就像在靈通體質症候群或環境症候群會發生的情況。

假使你已經準備好要放下過去的金錢觀念，那麼就做出決定，並請求神聖力量幫助你修復關係精微圈。觀想這些精微圈被轉化與改變。現在，你可以將這些方法運用在第六章對職業生涯的維護上，或第八章描述的關係療癒上，以支持且幫助你運作。

靈性精微圈與財務上的滿足

在靈性層面，金錢可用來衡量我們與神聖力量的關係。大多數人都受到制約，把錢當成量尺來回答以下這個問題：「神是否珍視我？」

許多宗教機構及信仰系統，在有意無意間，會利用這個老問題來暗示贈予金錢，就能提升我們在神心中的地位。假使我們認爲給錢就能讓我們與神更接近，當然我們不會吝惜。但事實上，這個觀念卻導致許多人的靈性精微圈變得薄弱、僵硬或貧乏。

削弱你僵化的信仰後，你通常會發現兩種對立的靈性觀點，兩者都完全扭曲了我們的靈性精微圈：

- 金錢是萬惡之源。
- 金錢是給好人的一種獎賞。

我們通常會依據自己的天性、家庭教育及財富的成功程度，而傾向其中一個答案。假使我們較不富有，可能會偏好第一個金錢觀——因爲沒錢，使得我們成爲好人。如果我們的皮夾飽滿，可能會傾向第二種說法。有些人則可能在兩者之間搖擺，而收入也隨之起伏不定。

假設我們同意第一種說法，但自己很有錢，我們會對身爲富人而感到羞愧。或許會因此確保自己花的比賺的多，或者浪擲存款。或許我們會允許自己成爲吸血鬼受害者，承接他人的問題和工作來證明自己是好人。反之，倘若我們沒有錢，則可能覺得自己神聖不可侵犯，但私底下卻充滿了怨恨與不平。

相信第二種說法會讓有錢人感到自負或不配。如果沒有錢卻相信第二種說法，那我們應該會感到羞愧和羡慕。這些反應或各種反應組合之一，都歸屬於靈性精微圈問題，而由此產生的脆弱感會對我們的銀行存款和靈性健康造成破壞性影響。我們可能因此對神聖力量充滿怨懟，我們如何去信任一個會讓我們破產的神？或者反之，如何去信任一個只給富有的人獎勵的神？我們的靈性精微圈會因此承受極具破壞性後果，有時還是超自然的破壞力。因爲受到侵害的靈性精微圈，容易招引靈體、鬼魂或其他靈性干擾。

我有個經常身無分文的案主。他的其他家人創業後又賣掉公司，非常富有，但他卻不是如此。我意識到他與整個家族之間，存在著一條能量索或依存契約。透過靈性能量場，他完全被別人搾光能量。他眞心相信施比受更有福，也相信金錢是萬惡之源，而他更無法看著家人受苦不管。因此，他的靈性財富正透過他的靈性能量場往外湧，進入家庭成員的靈性能量場之中。

在釋出這條能量索後，他展開了新事業，而且幾乎是馬上成功。家人所經營的事業呢？雖然他們並未因此倒閉，但成長開始減緩，最後停滯不前，還因此不跟他說話、關係決裂。當我們解開侵入性的能量連結後，原本從這些管道受惠的人，通常會企圖再度占有我們或是完全背離我們。

我個人相信，你若想在財務上有所成就，就必須處理靈性精微圈。首先，要接受你的靈性召喚。如第六章所談到的，你來到世間是爲了一個只有你才能完成的重要目標。要完成這個目標，神聖力量已經確保你會得到所需要的物質和金錢支援。有些人需要一千萬才能完成任務，有些人只需要適當的薪水，而有些人是透過不斷布施來達到今生任務。重點是，你需要什麼，都會供應無虞。

要療癒靈性精微圈，我們必須將靈性上的錯誤觀念取代爲神聖的眞理。這並不如你所想的那麼難以達成。問問自己，沒錯，現在就問，對你來說，金錢的本質是什麼？

現在想像自己帶著這個信念，站在一道白色的液態光流當中。請求神聖力量以這股眞理沖洗你的靈性能量場和你的心。檢查是否有任何能量索、附著的靈體、不確實的信念從你之中流出。察覺你現在有多麼自在；察覺你現在已經把金錢視爲神聖力量免費贈予的禮物。一如你的天賦，神聖力量也會告訴你如何打開這份禮物，以及得到它之後該怎麼做。

現在運用療癒之泉（參見第四章）。請求神聖力量在你的靈性能量場所需之處注入恩典之光，請留意神聖力量跟你的連結，以及祂多麼愛你。

你對自己守住這些新信念有疑慮？那就找一個朋友或支持者，請求她或他爲你加油，時時幫你穩固。信念、希望、眞理、愛與富足，這些都是具體的能量，是直接承接神聖力量的能量。當我們陷入低潮時，可以信任另一個人來幫我們守住重新振作所需要的能量。

你也可以嘗試以下練習，這是個爲靈性財富而設計的引導式冥想，能讓你常懷感恩之心，進而開啓你的靈性精微圈，迎向金錢上的指引及富足的人生。

練習

充電，在神的居所中領受愛

如前文提過的，在心中專注於正向的靈性情感可以轉化我們的神經、心血管系統、大腦功能，因而改變我們的行為。換言之，當我們變得更有利他精神時，當我們接納與生俱來的良善，請求神聖力量支持我們時，世界將給予寬容仁慈的回應。當我們把這份善心（kind）再度注入到人性（humankind）之中，就會更願意讓金錢之流進入生命中，並尋求必要的靈性指引來引導這股錢流。

這個引導式冥想可以在任何時間、為了任何理由進行，藉此確認你與神聖力量之間的連結；那是你的靈性跟財富的真正源頭。

進入冥想狀態，深呼吸幾回。現在，想像你的靈性精微圈，那個距離你身體最遠的能量場充滿了白色與金色光芒。你感覺到天與地之間的界線，感覺到你自己的靈性精微圈和神聖力量的存在之間的界線開始模糊並消失，一股美好陌生的感覺，一種無條件的愛湧入你之內，穿越了你。彩虹充滿了你所在的空間，然後色彩分離成明確的形態與影像。你是否看見了天使？指導靈？大自然、愛與協助的存在？

你知道這是世界真實的模樣，你的靈性精微圈被設計成可以隨時擁有這股感受。

你心中湧現感激之情，感謝神聖力量如此愛你，為你創造了一個空間、一棟華廈、一個家，它不斷地環繞著、穿越著你的靈性能量場。一切不適當的事物都被神聖之手輕鬆地掃拂而去，你體驗到被神聖力量環抱的全然安全感。

在這神聖的殿堂裡，請把心思集中在金錢的議題上。詢問神聖力量要如何供給你所需。你必須相信什麼或做什麼才能接受神聖力量要給予你的？從神聖力量的觀點來看，金錢的意義為何？如何允許神聖力量將你的金錢觀，進化成領受神聖之愛？

讓所有答案滲透到你之中。當你準備好時，深呼吸幾回，回到日常生活的意識狀態，明白上天和祂的祝福一直都在你身邊、在你之內。

8

愛、關係和羅曼史：創造心意的精微圈

只在舊邊界內用力推是不夠的。

——心理學教授卡爾．威克（Karl Weick）

愛永遠充滿創造力，因為愛始於心，而心負責將美善散布到全身和能量場中。我們渴望擁有愛的關係，特地追求那個彼此間不需要有界限的特殊靈魂伴侶，然而，事實上，少了健康的精微圈，我們永遠無法獲得任何眞正的愛。

我們一生都在關係精微圈之下運作。小時候，你不會饒舌洩密，否則朋友會不理你。戴著鼻環出現在祖母家，你會被關禁閉。在我家，你如果沒吃上兩盤漢娜姑姑做的又乾又噁心的草莓酥餅，一個月的零用錢就沒了。長大後，我們發現在第一次約會時吃東西嘴巴張開，就不會有第二次機會，而就算是愛你最深的伴侶也無法容忍外遇。但是我們眞的了解在吸引、創造、形塑、享受，甚至是結束一段感情關係時，我們的能量精微圈扮演的角色有多重要嗎？

若要認眞看待愛，我們就必須認眞對待關係精微圈的建立，創造能清晰反映出在愛與關係之舞中，我們願意承受、經驗、扮演或強化哪些事物的精微圈。在這場舞蹈中，不僅包含了你那獨特的靈魂伴侶，也包括了親戚、朋友、同事和其他人。缺乏健康的能量精微圈，我們很容易遭受七大能量症候群的傷害。反之，要建立健康的能量精微圈，就是要建構出完整的關係。

特別提醒讀者：親子間的關係非常重要，所以我另闢一章來討論。在本書第九章要探討的，就是父母該如何在持續發展自己的精微圈時，也能同時幫助子女發展出他們的四個主要精微圈。

性愛、觸摸、睡眠及其他生理精微圈的戲碼

有誰比那些能夠在肢體上接觸我們的人更親近呢？第一個觸摸我們的是父母或父母的對等角色，以及同胞手足和親戚。

學齡期到了，我們天真地和同學們互相擁抱和角力；然後來到了青春期，忽然間觸摸有了全然不同的誘惑——它喚醒了我們的性欲。人們把性與愛情、親密關係及理想中那個唯一的眞愛聯想在一起。性也與生理上的觸摸有關。雖然我們可以享受不含性的身體接觸，但要不經觸摸而發生性行爲則非常困難。

檢視自己的過去，你很可能會發現某些肢體上的碰觸對你有益且支持了你，然而也有些碰觸會使你受到傷害。痛苦和歡喜緊密交織著，如今已經難以將這兩種感受區分開來，不是嗎？每一種碰觸，即便是無形的心靈觸動，都要遵守生理精微圈的規則。生理精微圈負責幾項重大工作：驅除他人有害的能量、迎接包含愛的碰觸，而出人意料的是，當我們可以安全地與另一個人結合時，生理能量圈的邊界就會完全消失。

你若經歷過足夠健康關係的碰觸，生理精微圈就能伴演好它的角色。比如當你還是嬰兒時，曾被小心擁抱呵護；母親或父親曾在你初學步時牽著你的小手；學校的護士充滿愛心地爲你包紮玩耍造成的傷口；朋友在你需要鼓勵時拍了拍你的背；長大成人後你帶著撫慰與關懷包紮孩子的傷口，把你的心給了你所關愛的人們。假使你的身體曾經受虐或曾有過性虐

待，或曾經暴露於暴力行為之中，你的生理精微圈就無法順暢運作，你可能會吸引實質上並不安全的人，而抗拒安全的人；你必然會發展出七大能量症候群的其中一種或多種問題，尤其是在性與愛情、睡眠及信任的領域上，你會感到非常困惑，這是三組奇特的床伴，彼此之間有重要的連結。

首先我想討論性，因為這是人生中非常重要的一個領域。我們的生理精微圈若是健康的，性生活也會很健康。就算是禁欲，我們也能愛自己，吸引各種健康的親密關係，對自己的身體有良好感覺。假使我們曾經遭到性傷害，我們的性精微圈會變得太僵硬，因而會拒絕伴侶或拒絕他們透過性交流來分享愛；性精微圈也可能變得容易滲透，導致生命能量的流失，或吸收他人的負面問題。

當我們做愛時，也在心靈上交流，與伴侶交換重要的生命能量。我們的心靈能量透過嘴巴、陰道或陽具或任何開口，以及肌膚來湧入與湧出。如果每個人都受到愛的鼓勵，我們將會給予並接受愛，不論我們的性行為是否包括交媾、親吻、愛撫、口交或只是觸摸，雙方都能在事後帶著正面能量離開。假使任何一方是在偷取另一方的能量（吸血鬼受害者症候群），或傳送不愉快或未化解的問題給對方，兩人分開時都會覺得受傷和遭到損害。

想要清理性伴侶留下的不良心靈印記，可能要花上多年時間。事實上，倘若其中還涉及了性虐待或性利用，我不認為在我們特意進行淨化之前，這些有毒的能量會自動離開我們的身體，或讓生理精微圈自動修復。你若曾經遭受性侵害，他人的羞愧、骯髒、罪惡和恐懼會滯留在你的身體與生理能量場之中；而你那美麗、豐盛和純眞的能量將被擄禁於對方的身體和生理精微圈中。如果成人的我們，被當成性工具，或利用他人來滿足自己的性欲又會如何？利用者會帶走受害者健康的能量，而受害者只剩下污垢殘渣。

當情況涉及多重伴侶，或有人對自己的伴侶不忠時，每個人的能量都會互相交換。如果男人離開妻子的床後，跑去跟外遇的小三做愛，小三就會接收到妻子的能量，而妻子也會得到小三的能量。但是男人通常不會有任何感覺。爲什麼呢？因爲他只是把自己對生活的不滿一股腦地傾倒在女人身上。

性是我們人生的重大組成部分。根據金賽研究中心（Kinsey Institute）的研究指出，十八歲到二十九歲的人，一年約有一百一十二次性行爲；三十到三十九歲的人，一年約八十六次；四十到四十九歲的人一年有六十九次。女人一生約有四個性伴侶，男人則有六至八人。這是相當龐大的性能量。①如果我們平均每週做愛兩次，七十年下來，我們一生會有約五千次的性行爲——五千次能量的交換。

現在來看看性的灰暗面。全世界每四個女孩中至少有一人遭到性虐待，男孩則是每六人有一人。我相信他們在能量上的傷害也和內在的傷害一樣嚴重，會使人暴露在重複的情境之中。美國的情況一樣糟糕，美國的色情收入超過所有大型傳媒公司，包括美國廣播公司（ABC）、哥倫比亞廣播公司（CBS）及國家廣播公司（NBC）等電視台的年收入總和。網際網路的消費有超過一半以上是與性有關。②觀看者不需要觸摸到電腦螢幕上的色情明星或小孩，就能吸收及參與其中的暴力、污穢和變態。觀看者在能量上接收到的任何東西，都將附著在她或他的生理能量場上，並釋放到他或她的生活周遭，尤其是被他們觸摸過的人們的能量場中。這就包括了觀看者的配偶和子女，他們很容易被收看色情影片者經驗扭曲的生理能量所影響。

我有個案主曾經背著基督教徒的老婆搞外遇，且連續多年看色情影片，那段時間他還吸毒酗酒。他後來接受治療並改變行爲，發現到自己的行爲是因爲被親戚性侵害而開始的。一開始，他無法理解爲何自己的獨生女也出現嚴重的毒癮和酒癮，還跟皮條客上床來支應這些花費。她最後坦白自己在十六歲時開始墮落，而這正是父親開始對妻子不忠的時間。女兒的生理能量場將自己形塑成父親的能量場模樣。「這顯然是身爲女人的我，要使自己的需求得到滿足的做法。」她的下意識讓她做了錯誤的決定。

有時我們的生理精微圈，除了影響我們的生理及性安全外，還會影響我們的睡眠。我每週至少會接到一通求助者電話，說他們無法跟伴侶同床共眠。如同某位女士所說的：「我整晚醒著，可以眞實地感受到他的負面性像黏液般黏著我。」生理能量場不健康的伴侶會將未經處理的能量，送進肌膚相親的伴侶的精微圈內。尤其是大半夜，正是人體放鬆戒備的時候。倘若你熟睡中的伴侶所散發的能量讓你無法安眠，你就能清楚察覺到。也許此時的你正點頭如倒蒜，想著應該如何是好。

遭受過身體侵害和性侵害，都會使生理精微圈受損。除了透過性與睡眠來影響我們的關係外，這些傷害還會導致信任問題。朋友擁抱你時，你會允許他的愛進入自己的生理能量場嗎？或是全身緊繃，拒絕慰藉？我們在使自己感到害怕的人面前是否能夠保持冷靜，相信自己的生理精微圈會提供保護，還是你會害怕到想要奪門而出？

你的精微圈若是已經受到嚴重侵害，會讓你不斷在關係中受到七大能量症候群之一的影響，你首先要做的是接受治療，去找出行爲和能量反應的根源，了解這些模式並非因你而起。如果接受治療後，依然受到某一症候群的糾纏，我建議你要再做能量淨化步驟。

不論影響你的是哪種症候群，我建議你要從釋放不屬於你的能量開始，或藉此更深入療癒。看看是否是那些具虐待性的人、系統或存在，將這些能量釋放到你的周圍和體內。請愼重考慮，找個療癒師或能量專家幫你。你自己可以運用以下練習來加強這個過程。

準備進入冥想狀態，確定這段時間不會受到打擾。現在深呼吸，使氣息進入你的心，然後請求神聖力量執行淨化程序。想著你有感覺的症候群或最常經歷的模式。將注意力從心轉移到生理能量場中，這是從你的皮膚發散出來並緊貼皮膚的能量場。

在覺知這個能量場的同時，請求神聖力量將你連結到療癒之泉中，並直接進入宇宙能量場中。當我們要處理兩性關係議題時，尤其是由侵害造成的問題，最有效的方法就是透過神聖力量直接提供的靈性力量來進行眞正淨化。你不需要特別將這道光流引入身體的特定部位，反之，請任由神聖力量把光流環繞著你，洗淨生理能量場的每個部分。

在進行淨化時，要請求神聖力量幫你記得或回想起引發這個關係症候群背後的事件或情境。繼續呼吸。穿越恐懼，在你找到那個受到創傷的自己之前，不要停止回溯。現在請求神聖力量將療癒之泉跟那個受傷的自我連結，看著他或她得到淨化、療癒、洗滌，並與導致傷害的事件或人物分離。

接著邀請受傷的自我進入你的心中，允許神聖力量以這道療癒之泉來淨化此刻那個自我的其他部分。

此時，有件重要的事情要做：在兩性關係上，爲你的生理面建立新意圖。要建立什麼意圖呢？神聖力量會有何建議呢？當你專注在這個意圖上時，請求神聖力量爲你重新鑄造生理能量場，使它能夠全然支持這個意圖。

若是有需要，你可以反覆進行這個練習，直到你覺得生理能量精微圈已經復原，且眞的能在愛中運作而不是抗拒愛。重要的是，你要將你的意圖轉移到具體的現實狀況中，這可以透過能量工具來達成。

這層能量負責監控你的主要伴侶或配偶、親密關係及原始連結。你最初之所以要清理生理能量場，就是要讓你能夠轉變此時的關係，或者吸引更好的關係。要轉變現有的關係時，你需要進一步發展意圖，使它更清楚無誤。但要注意的是，你不能設定意圖去改變他人，這是不道德的。比如，你不可以說：「請讓我的另一半不再把我當洩欲工具」或「讓我的另一半更喜歡性行爲」，或甚至是「請把打掃房子的渴望加諸在我的另一半身上」。你能做的，是設定讓自己改變的意圖。

我有個案主患有騾子症候群，她決定用無毒油漆把意圖寫在身上。她的意圖是：「我不要有性無愛的親密關係。」兩個月後，她發現另一半開始主動整理臥房裡他自己的東西，甚至開始自己洗衣服了。最後，他越來越浪漫，甚至花更多時間讓她在性生活上更開心，而不是由她去取悅他。

我們幾乎可以為任何實體物件設定意圖，以幫助我們調整生理能量場，並進一步調整我們在兩性關係中細微和重大的行為。我推薦使用寶石和金屬等輔助物件（參見第四章的意圖設定方法）。粉晶能緩和過度強烈的性關係，不論是某人透過性來偷取你的能量，或是你自己因為缺乏精微圈而放蕩墮落。紫水晶、黑曜石或赤鐵礦可以驅除靈體或能量索，石榴石可促進自己或他人的性欲望。綠松石（尤其戴在脖子上），有助於接收來自神聖力量的指引，強化更高層次的溝通，在充滿爭執的關係中特別有用。矽石有助於解決性功能失調，例如因為遭到利用或忽視而產生的性冷感；碧璽也有相同功能。若想要加強生育能力或透過性產生神聖連結，可以試試紅玉髓，特別是用來平衡女性能量。

銀可驅除能量索、存在體及他人的能量；黃金可幫我們吸引他人的注意力。假使我們習慣像療癒者症候群或吸血鬼受害者症候群那樣，有自我犧牲奉獻的傾向，黃金也能賦予我們抗拒的力量。不過，你若具有無邊界症候群或靈通體質，切勿使用黃金，否則會吸引更多有害的能量進來。

顏色及服裝也能減緩生理能量場的問題。紅色衣物會激發情緒，尤其是憤怒，假使你的關係已經過度戲劇化或浮誇，不建議使用紅色。你若容易吸收他人的能量或問題，請避開黑色，可以添加粉彩色澤來舒緩理不清的紛亂關係。

倘若你覺得和所愛的人失去連結，請在能量場中觀想圓形。如果覺得你的兩性關係岌岌可危，可以安置方形或長方形將整個生理精微圈包圍起來。要爲老問題找到新的回應方式，可在生理精微圈放置三角形。無法和另一半同床共眠？可以把石灰石或花崗石環繞在你睡的那一邊，這些石頭可以鞏固生理精微圈。如果你會接收到靈體活動或伴侶的思緒，戴著軟帽上床睡覺；若是感應到環境能量或伴侶的過去，則穿軟鞋或襪子上床。絕對不要穿紅色衣物睡覺，否則你會整晚醒著；反之，你可以穿有銀光的內衣或睡衣來反射另一半的能量。

缺少好桃花嗎？多注意你穿著的顏色，或改變你在能量場觀想的顏色。我曾經告訴一位多年沒有性伴侶的女生，想像紅色圍繞著她的能量場。其實她身邊不乏追求者，但沒有一個是女人會想要約會的類型。想要創造眞正的吸引力，最好的方法是展現出眞實的自己，方法之一是穿戴或攜帶一小袋最能代表你眞實本質的寶石，以幫助你從不良的症候群中解脫，並且穩固對方最渴望你擁有的特質。有幾種寶石對此有幫助：

- 瑪瑙：吸引愛上門
- 天河石：尋求可靠的配偶
- 琥珀：尋求忠心的伴侶

- 砂金石：尋求慈悲的配偶；也吸引成熟而非不成熟的愛
- 藍寶石：尋求忠貞的愛
- 玉髓：尋求無條件的愛
- 紫龍晶：尋求能接納你的人
- 翡翠：尋求婚姻關係
- 玉：尋求慷慨大方的人
- 月長石：尋求具同理心的伴侶
- 粉紅碧璽：尋求忠實專一的愛
- 葡萄石：有助於原諒自己過去沒有選對人
- 薔薇輝石：吸引眞愛，不要幻想
- 粉晶（玫瑰石英）：尋求最高層次的愛
- 黃晶：尋求愛情③

環境上的調整（尤其是臥房），能強化滯留不前的性生活，吸引美好的伴侶。首先要清除雜物，並移除所有科技產品。你希望臥房是促進愛而不是工作的空間，就要謝絕任何會啓動你心智思考的東西，只能擺放會吸引你靈魂的物件。掛幾幅能展現情侶相愛的浪漫圖片，如果你還沒有伴侶又想找一個，可以擺兩個床頭櫃。把床擺在門口的斜對角，並面向門口，可以讓你感到安心及打開心房，至少對睡眠有益。

最後要提醒你的是，小心你親吻的對象。研究顯示人跟人越親近，兩人的靈光場就會越融合在一起、邊界模糊難辨。克里安照相術顯示，當兩個人親吻時，他們的精微圈界限會模糊不清，甚至消失。想想，只是接個吻都會這樣了，如果是肌膚相親的做愛又會怎樣呢？所以，愼選你的性伴侶吧！因爲他或她會跟你做能量交換。最好問問自己這樣的問題：是否想在一覺醒來時變成他或她，或者成爲她或他的性伴侶。這樣的問題，可以幫你看清楚該和誰、或不該和誰發生性關係。④

友善的愛：透過情緒精微圈產生關聯

你認爲愛麗絲造訪仙境後，再見到鏡中的自己時有何感受？看著鏡中的自己，她是否會想這是眞正的我或是夢中的影像？她看見的愛麗絲，是來自鏡中的世界，還是一個騙子呢？一旦你眞的了解關係中情緒的本質後，你會發現自己不斷問著這類問題。我的感覺是什麼？別人的感覺呢？我愛或恨這個人是因爲我相信我該這麼做，或是因爲我眞的有這種感覺？這種困惑之所以發生，是因爲情緒會在情緒能量場的鏡子中迷失。這並沒有對錯；這是爲了創造同理心而發生的現象。

就如情緒專家丹尼爾・高曼（Daniel Goleman）所解釋的，關係豐富的人（包括擁有配偶、親近的朋友和家人），比缺乏關係的人更健康長壽。與其他人透過情緒互動所產生的連結，是由鏡像神經元所形成的，這是以類似 Wi-Fi 方式運作且廣布在大腦的腦細胞。這些細胞追蹤情緒的流動和意圖，然後以驚人速度認知到他人的姿態、聲調和動作，創造出所謂的「誘導現象」。⑤根據心能學會的研究顯示，心可以透過心的能量場在一段距離外產生誘導作用。⑥

誘導現象發生在人們情感交融時，會一直持續到兩人處在共同的情緒狀態爲止。在身體上，情緒可由化學反應來測量，但這種分享過程是透過情緒能量場發生的。我們知道這是眞實的過程，因爲一對伴侶不需要身體接觸就能體驗到同步的感受。高曼的解釋是，被創造出來的情緒迴路，強烈到一人的負面情緒幾乎會立即出現在親密朋友或關愛的人身上，強烈的正面情緒亦然。⑦

我們了解這種友善的同理心是如何使我們鍵結在一起，隨時準備要撫慰、分享和幫助彼此。問題在於，除非我們所謂的負面情緒已經「長大」或成熟了，否則我們會在情緒上困頓不前或受到阻礙。我們的關係也如此。

某些能量症候群會使我們以情緒付出代價，耗盡情緒所具有的強烈誘導力量，同時任其他症候群以他人的情緒來淹沒我們、製造疲憊感、工作過度，乃至使身體健康出現問題。我認爲會閱讀本書這類書籍的人，更有可能會吸收他人的情緒，尤其是家人和配偶的情緒。受精微圈的可滲透性及裂縫之苦，他們也容易吸引到那些可稱爲情感疏離或情緒匱乏的愛人或伴侶。以能量症候群的術語來說，他們會吸引到類似無邊界症候群的人。然而，不同於無邊界症候群的是，情感疏離的伴侶會把他或她自己的問題推出自己薄弱的精微圈，而不是吸收他人的能量。這些人與自己內在的情緒感受分離，而且情緒精微圈出現大缺口，任自己的感受和信念滾滾流出。這些人通常不知道他們已經和自己的情緒失聯，只是感到空虛或不完整，而不知道內心深處有未化解和未感受到的憎恨、悲傷、憤怒、痛苦及自貶自棄感。他們以爲自己很好、沒問題。他們說出的話不總是對的嗎？他們在壓力下不是一直都很冷靜，在爭執中總是懂得克制嗎？他們只知道，他們的伴侶（也就是你）太過情緒化、太瘋狂了。

其他情緒精微圈可滲透性高的人，如驟子症候群、療癒者症候群、靈通體質症候群及無邊界症候群的人，會不斷接收他人的情緒，並將它們展現出來。

那麼多的情緒像接力賽中的棒子一樣被人們一個傳一個，你要怎麼做才能防止精微圈被入侵或過度防禦或能量滲漏的問題？如前面各篇章所討論的，情緒是由感覺所構成，而所有情感最後都能導向歡喜；想法是由信念所構成，而信念能將我們提升到愛的層面。當你察覺到某種情緒性的症狀存在時，盡可能讓自己停下來，安靜片刻。想像一股甜美的橘色或白色正從你的情緒精微圈沖刷而過，洗滌了你的身體、爲你淨化了他人的情緒或任何情緒的附著物。專注於腹部，邀請自己的情緒浮現。接著在將感受與想法分離之前，先將導致目前困境的情緒分離出來。

你的直覺將供給你所需要的洞見。你或許會察覺、感受、聽到、看到，甚至單純的知道哪個感受是跟某個想法一起的。現在請求可以觀想或感受得到，最初刺激你情緒反應的人、團體或系統。當初能有什麼更健康的回應方式？有什麼更成熟的方式來感受或思考？

檢視你的信念中有哪些錯誤的觀念，比如：「家人不論如何都不能分開」、「愛他，就要讓他隨心所欲對待你」、「對曾經受過情緒創傷的人不能有太多期待」，或是「總得有人來感受到這些感覺」，現在請把這些觀念替換成：「家人就是要彼此尊重」、「我值得被重視」、「人人都有權利選擇要跟誰親近或疏離」、「重要的是，讓每個人都能感受到自己的感覺，否則他們無法學會那些感受的意義」，或者「獲得內在平靜，是我自己的責任」。

要進一步療癒自己的情緒精微圈，可以帶點創意。情緒與創意是盟友，事實上，創造力就是活化的情緒。不論是在畫布上畫畫、唱歌、踮起腳尖跳舞，或在捲軸上寫字，透過創造力表達出來的情緒會形成歡喜，打造健康的信念及策動療癒。

透過穿著、繪畫、素描、想像或彩光針灸等能量療法來善用顏色。你察覺到有哪些被壓抑或無法排解的感受了嗎？請試試以下做法：

- 生氣時，避開紅色，用藍色讓自己平靜下來。
- 悲傷時，避開棕色、灰色、黑色或白色，以柔和的紅色、橘色或黃色來激發自己。
- 害怕時，避開紅色、黃色或太鮮亮的顏色，選用棕色、赤褐色、水藍色或任何其他較深的色澤。
- 快樂時，避開所有搶眼的顏色以免太激動；可使用鮮亮的粉彩色來鎖住歡喜。

- 厭惡時，在腦海中畫灰色泡泡，將嫌惡的能量或問題丟到泡泡中，請求神聖力量爲你棄置它們。避免穿戴灰色或黑色，可考慮白色或柔和的粉彩色。
- 當你很容易承擔他人問題時，考慮使用黑色。這是個吸收性的顏色，但穿在身上時不會有人注意到你。

有兩個顏色和相關的石頭，對於強化關係中的情緒品質特別有幫助。珊瑚能活化喜悅與快樂，促進愛的連結。綠松石可與更高層次的智慧聯繫，允許情緒適當流露。

假使有人在情緒上持續攻擊你，不論是精神上或直接攻擊，請想像你自己置身在一座金字塔中，外部向上排列黏貼著黑色鏡面瓦片。這座金字塔與你的情緒精微圈交織在一起，黑色能有效躲開他人的投射，鏡面可以反射負面事物，而向上排列的瓦片，則確保任何來到你身邊的負面性，都能找到路返回天界或對方更高層次的自我，接受處置。

如果這個充滿情緒的人是你經常見到的人，每當你在她或他身邊時，就架構起這個黑色鏡面金字塔。然後在內牆貼上使你感覺舒服、能夠幫助你的顏色：粉紅色代表愛，珊瑚色代表情感上的支持，綠松石色可接收神聖指引。你也可以專注在歡喜的感受及促進正面情緒關係的信念上，比如你稍早所建立的新信念。若想更進一步，則想像金字塔內部充滿歡喜，彷彿你正在用風箱把喜悅灌入其中，然後以心靈力量在金字塔的內外都寫上你的意圖。

音樂是釋放他人情緒、安撫自己赤裸情緒，以及爲情緒健康創造空間的理想工具。音

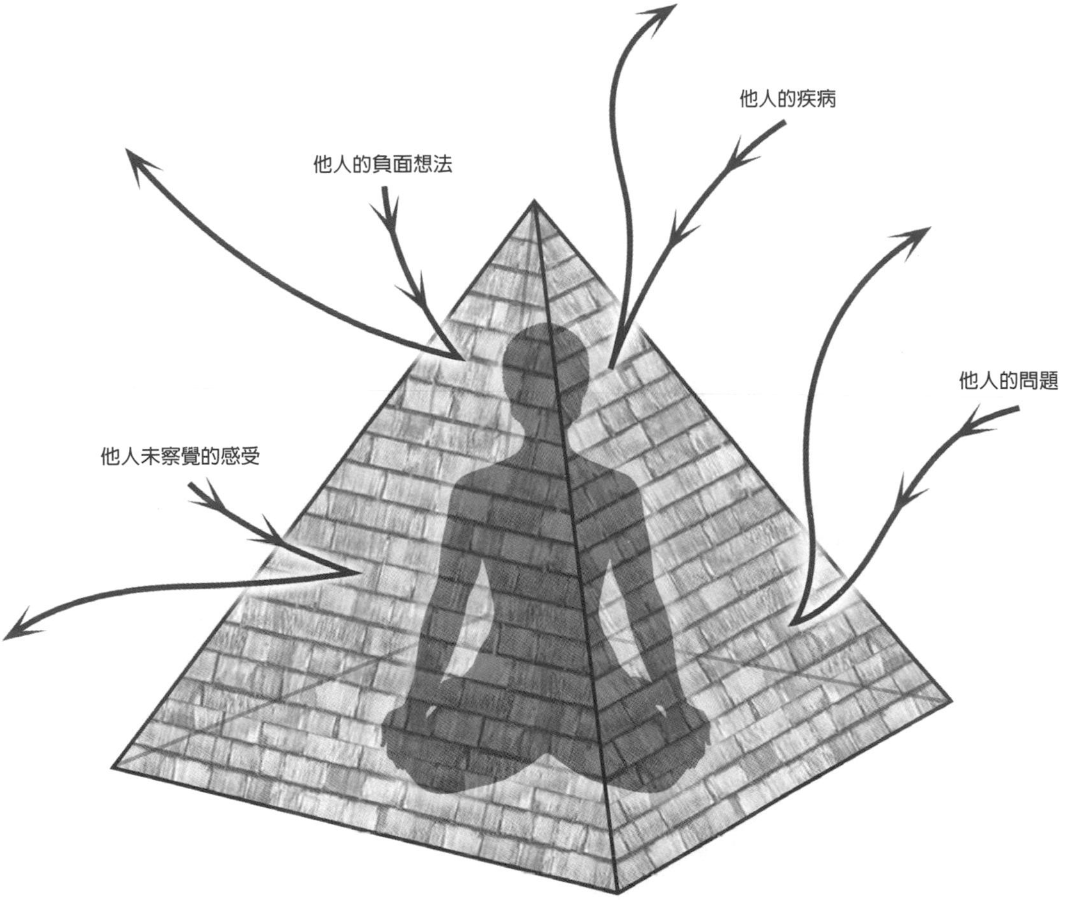

圖 6　想在能量上自保，不受他人能量入侵？在你的情緒能量場中安置一個金字塔的影像，想像黑色鏡面瓦片朝上排列，藉此將他人的負面性反射回去給他們更高層次的自我。

樂、歌曲、聲調、吟誦和各種聲音，不僅會被耳朵接收，也會被身體吸收（尤其是骨骼）。你的神經將音樂以電流能量傳導出去，由大腦接收，大腦隨之產生各種腦波。β 波活躍於注意力集中、主動思考時，α 波則出現在放鬆、創造力不活躍時，θ 波出現在冥想與入睡前，δ 波出現在作夢及無夢睡眠狀態。音樂透過腦波和電流脈衝流經脊椎，改變你的自主神經系統，影響你的心律、血壓、脈搏、皮膚反應性及其他生理狀態。

身體會將他人的情緒性用語、行為乃至心靈想法，都詮釋為「壞」音樂。其作用與重金屬音樂的效果一樣，會使血壓和心律升高（反之，安眠曲等平靜的音樂，能降低血壓和心律）。你可以透過吟誦、聲調、聆聽、想像或哼唱美麗的音樂，或單純的透過心來呼出「嗡（Om）」的梵音等，來反制他人情緒不穩所帶來的負面作用。

「嗡」是最古老的靈性聲音，是神聖力量所吐出、用來起始宇宙的聲音。如果你不是單獨一人，可以默念嗡，想像並感受聲音從心的背面進入，沖洗了你的心，最後從身體正面散發出來，進入了情緒能量場。這個簡單的方法能昇華當下片刻，使你觸及更高層次的眞理。（可參見第四章表2，選擇與你的問題相關的梵音或八度音，來療癒上述問題或任何造成關係失調的能量精微圈問題。）

你也可以從冥想、瑜伽或深呼吸練習中獲益。正念冥想法也能快速進入平靜狀態，使情緒冷靜下來。我鼓勵你閱讀或觀看喬．卡巴金（Jon Kabat-Zinn）的著作或影片，他從神經科學的角度分析了正念冥想法。我自己也有一套進入正念冥想的簡單版，可應用於情緒精微圈上：

1. 找一個安靜場所，挺直腰正坐但不要僵硬。
2. 放下關於昨天或明天的散亂思緒，專注在當下。
3. 注意呼吸，感受肚子、肺部、嘴巴的每一部分對你吸氣和吐氣的反應。
4. 觀想每個思緒或憂慮隨著吐出的氣流出去。同時，看著這些思緒或焦慮一同隨著其他情緒從你的情緒精微圈釋放出去。
5. 不斷回到對釋出情緒的覺察中，接受自己最自然的感受和眞實的想法，它們專注的是愛與尊重。邀請這些健康的感受和想法，隨著每次吸氣回到你的體內與生活之中。
6. 在心中感謝你自己及神聖力量，結束練習。

碰到糾纏不清的人，怎麼辦？

有時我們會碰到毒害相當重的人。他們可能是父母、朋友或上司，但眞正的挑戰通常都跟我們的伴侶（或前伴侶）有關。

關於這類虐待性的配偶或前伴侶的問題，我每週至少會接到三次諮商個案或朋友請求。傳統的治療方式通常會有幫助，但若面對的是成癮、施虐或邊緣性自戀人格時，就會無能爲力。第三類型的人特別難處理，因爲這類人對待外人時往往是和善討喜的，連法官都會站在他們那一邊。但我們知道實情並非如此，卻往往無法證明他們心理失衡且愛操控他人。

我在處理著魔或墮落天使所使用的方法，可以運用在這種情況上。「墮落天使？」你問道。沒錯。確實有墮落天使，他們會造成包括社交恐懼症到重大疾病在內的各種問題。我曾經試圖在受這些黑暗存在影響的人周圍建立能量精微圈，卻發現沒有效果。這些存在會繞過我的案主或朋友，然後在能量上（有時甚至在身體上），干擾或傷害他們所愛的人。例如，某個這類存在因爲無法接近我的案主，便轉而讓她所接觸的每個人都生病，直到案主願意屈從爲止。

最後，我請求神聖力量提供解決方法，祂告知我要在墮落天使的周圍建造一圈眞理之牆（Wall of Truth）。這個銀白色閃閃發亮的能量泡泡，是由療癒之泉的光束所組成，迫使對方言行都必須誠實無欺。這樣做，並不會傷害或損壞這個靈魂，只會迫使它轉向神聖力量尋求力量，不再找我的案主麻煩。墮落天使最後只得離開我的案主，允許神聖力量幫它前往更高層次的存在。

如果某人非常難應付，我建議請求神聖力量在此人的周遭依神聖力量的意思，打造一圈眞理之牆或泡泡容器。我有個朋友就以這個方法應付前妻，因爲她讓子女和司法都起而對抗他，儘管她才是外遇多年的人。更慘的是，每個他請求幫忙打這場官司的人，不是生病、遺失紀錄或同樣遭到拘留，要不就是被阻止繼續幫助他。

當他請求神聖力量在前妻周圍安置這個泡泡後，他的運氣就改觀了。他得到一半的監護協議，前妻最後也去接受邊緣性人格的治療。

你可以請求神聖力量創造一個眞理泡泡或愛的泡泡，但永遠要請求以神意來形塑這個泡泡。這個做法的目的不是要侵擾他人的命運，但會使他人也沒有權力干預我們的命運。

只擴展愛：療癒你的關係精微圈

關係精微圈從我們的心，一直向外擴展到心的能量場，而心是我們的電磁場和靈光場最強大的發電機。如前面章節所述，在我們尚未有意識地察覺到能量接收前，心已經透過周圍這個能量場感知到他人的需求、情緒及行動。它將資訊牽引到我們體內，在我們還一無頭緒之前，已經告訴大腦如何反應、擬好回應方式了。

事實上，心的能量中心和能量場有兩個不同層次，了解兩者的差異是療癒和維持關係精微圈、吸引及經營兩性關係的關鍵。位於你心內及鋪陳於心能量場的，是你的靈性或內在本質，它知道自己與神聖力量是緊密相連的。我稱它爲「靈性能量場」，它會持續不斷演化，但關於你靈性的一切本質都已經設定在其中了。這些眞實本質也可說是一組獨特的基因或密碼，它們告知你的身心靈，神聖力量希望你擁有的是哪些美好的關係。要擁有良好的兩性關係，關鍵在於：利用靈性能量場的能量來補強你整個關係能量場。想臣服於這股愛的能量，就要迎向天命而不是悲劇。

另一個層次也不算不好，只不過它的功能並非為了讓你達到最高層次的美好。它被原生家庭的信念、文化印記、宗教意向及你自己的關係經驗所設定，靈魂的模式和業力被編入其中。我相信我們都有前生，在過去世中，我們根據自己的經驗（其中許多是負面經驗），創造出關係及其他能量模式。當我們進入新的生命時，往往與同一批靈魂之間有約定，認為這一回，我們會把事情做對。但往往事與願違。

我曾經有個男性案主，他想做的是直觀式解讀，但卻不肯提供他目前生活的任何訊息。我看見他的前世是一位非洲酋長，有兩個老婆，但兩個女人都不願跟別人一起擁有他，我為他詳細描述了兩個女人的個性與長相。他前世的母親以靈體形態出現，告訴我她非常憤怒，激動地用一段我從未聽過的祈禱詞結束了她的譴責。當我把所聽所見轉述出來時，案主的臉色灰白。在這一世，他已經結婚了，外頭也有一個情人。如今這兩個女人也展現出和她們在前世一樣的特徵，對於他不願做出選擇都感到憤怒。他這一世的母親發現他的婚外情後，在臨終前也對他說出了相同的祈禱文。

這明顯是個輪迴案例，要我們重複同一個情境直到把事情做對為止。這類型模式不僅深深地烙印在靈魂上，也刻印在我們的神經系統中。我們在出生時，靈魂所有的議題和經驗都會下載到我們的能量系統上，透過能量系統又下載到神經系統中。因此，我們的能量精微圈銘刻了三組程式，分別是靈魂或前世的、今生的及靈性的程式。

你可以試著用本章提供的任何技巧來支援你的關係精微圈，但你能爲關係精微圈所做的最重要的一個行動是：**啟動心的靈性中心，以及關係精微圈裡面的靈性能量場**。其他方法當然也能發揮作用，但這個行動絕對是必要的。

要怎麼做？首先安定沉澱你的心，與自己的內在靈性連結。感受神聖力量在心中吸氣、吐氣，感受你與這更高層次的存在以及對萬物無條件的愛已合而爲一。

現在，觀想並感受你心中及周圍的關係能量場被業力設定的位置。你有感覺到任何能量索、陰影、破洞、僵硬的障礙或附著物嗎？當神聖力量幫你感知到關係中的重複本質時，你或許會有股飄向前世或童年記憶的感受。在心中決定要原諒自己和所有人。你不需遺忘這些，也不想要遺忘，因爲你想要記得有哪些事不管用，不想再重蹈覆轍。你要做的是原諒，以便釋出那些過去和現在本不該有的，接受更眞實的命運。

克制自己去修正這些能量問題。反之，請求神聖力量激發你的靈性之心及靈性能量場，讓後者轉變成美麗的光暈，清洗和淨化被程式化的能量場。由神聖力量的意識來主導療癒，平息及轉化受到業力設定的每個心分子和關係能量場。

你可以請求神聖力量繼續進行，引導你透過這個能量場開始進行關係上的改變。要轉變你的關係能量場，除了全心遵循你所收到的神聖指引之外，還可以設定某些實體物件當作護身符。玉、碧璽、粉晶和鑽石最理想，尤其是圓形飾物。也可以考慮佩戴白金寶石或手錶，白金有傳輸靈性能量的作用。

學習愛與接納：靈性精微圈

內心深處，我們都渴望擁有一段在身心上能夠相互支持及滿足的關係。如果精微圈出問題（大多數人多少都有），我們很多人的關係都會不太理想。我們透過關係，學習以新方式去愛，但通常最後都還是會重複著缺乏愛的舊有模式。

健康的關係，應該自始至終都支持著我們的靈性任務，但你在開始一段關係時，不必要完全清楚自己今生的任務。事實上，關係是幫助我們釐清任務的方式之一，可以協助我們走向天命。

諷刺的是，要達成天命，我們必須願意釋出不好的關係及負面模式——那些使我們陷在恐懼中無法勇敢接受真實自我的關係與模式。關於我們身為靈性存在的價值及神聖力量本質的錯誤假設，往往迫使我們勉強接受不完整的關係。我們或許讀了《聖經》中關於榮耀父母的經文，因而相信我們不該告訴任何人自己受到性虐待。我們也許被告知使全世界的人都成為我們宗教的信徒有多重要，不論那是基督教、猶太教或伊斯蘭教，因而認為這表示我們可以對不同族群投擲炸彈，或我們的宗教領袖有權在我們的小孩胸前綁上炸藥。

有數不清的宗教信念會傷害我們的關係，我曾目睹一位前往貧民區工作的牧師，因為相信上帝會保護自己人，所以帶著兩個未成年的女兒搬到全市治安最差的社區。我警告過他，但他堅信上帝會像《聖經》所說的照顧他。不到一年，兩名女兒都遭到強暴，生下私生子。但他還是拒絕搬家。

我認爲這位牧師的靈性精微圈應該都是破洞，女兒們的靈性精微圈也反映出父親精微圈的狀態。當父親沒有提供眞正保護的時候，他的女兒要如何無意識或有意識地知道她們應該得到眞正的保護？這個男人的錯誤在於，他沒有建立神聖力量的安全網，而他女兒的靈性能量場應該也一樣。

我的導師欣蒂・利伯曼（Cindy Libman）是蘇菲派療癒師，她稱上帝爲眞主阿拉。她教我以最簡單有效的方式來清理靈性精微圈，重獲健康的關係。雖然我自認爲是基督教徒，但我相信神聖力量是超越任何宗教的，而所有靈性之路都只是眞理的不同面向而已。欣蒂所操作的療癒方式，進一步療癒了我的靈性精微圈，幫助我專注於把自己跟神聖力量的關係當成首要任務。當我們與神聖力量合而爲一時，我們的靈性精微圈會自動調節我們的關係。

每當我在關係中陷入困境時，我會深呼吸到心之所在，然後吟誦、哼著聲調或想著眞主阿拉從我的心的背面穿越到正面。然後，我會請求神聖力量傳送給我在這個特定情況下我所需要的特質（屬性）。這個屬性會流過我的全身、包圍住我，就像療癒之泉那樣。這些神聖特質與療癒之泉的不同之處，在於它們是由神聖力量本身所組成的（眞主阿拉擁有九十九個屬性，比如普慈的、聖潔的、安寧的、萬能的、寬恕的、強大的……你可以上網查詢）。

練習

轉變腳下的道路

不良的關係抉擇和受損的精微圈，會使我們遠離自己的靈性道路。我們因而覺得壓抑困頓，深陷在棘叢、煩惱和痛苦之中，所以我們會放棄希望。

但希望，永遠不會消失。事實上，我們有的不僅是希望，還有援助。

我們不需要靠兩條腿才能到達某處，神聖力量完全有能力將我們的靈性之路、我們的天命，從遙遠的他方移動到我們腳下的立足之地。以下的引導式冥想會幫你迎向這個轉變。你要知道的是，當你靠著自己的雙腳站立並插上神聖力量的翅膀時，你將會轉變。舊有關係可能會崩解，你可能會找到你自己的聲音。其他人可能會抗拒你的改變，但也有人會更加欣賞你。真實的代價可能很高，但是不真實的代價可能更昂貴。當我們在關係中真實不虛時，我們的天賦就會展現。

在關係上，如果你陷入七大能量症候群的其中一種，不論問題出在哪個主要精微圈，我都建議你利用這個練習來請求神聖力量帶你回歸正途。它將使你回到你原本該在之處——即你當下所在之處，擁有與神聖力量全然的連結。假使過程中有前世需要你了解、有問題需要你釐清，或有答案需要你取得，你都能辦到。

先讓自己安靜下來。然後：

1. 接受你此刻所處的情況，是你唯一知道的路。

2. 原諒自己無法有更遠的發展。

3. 現在，想像你正站在七條道路中間的十字路口。請求神聖力量為你抹去其他六條道路，只留下神聖力量認可與支持的那條路。必要時，明白神聖力量會真的將一條偏遠的道路直接搬到你腳下。

4. 站在這個位置，這是你的天命之路，直到你明白何以你生命中的關係一直以來都是這種模式。

5. 請求神聖力量告訴你該怎麼做才能往前邁進，以及何時可以行動。答應你會聽從祂的指引。

6. 在意識中享受這個轉變。

9
我們都是需要教養的小孩

打造強健的孩子，比修復破碎的男人容易多了。

——弗萊德里克．道格拉斯（Frederick Douglass）

多年前，有一項針對操場上學童所做的研究。一開始他們把原本的校園護欄移除了，發現休息時間來到操場的孩童，全都畏縮在操場中央，充滿焦慮，不像往常那樣衝向操場邊緣開心玩耍。隔天，他們把柵欄放回原位，孩子們又回到四處遊蕩和互動的正常模式了。①

邊界能使孩子感到安全、有保障及被愛。我們身爲父母，也有必要給孩子們設立無形的能量邊界——精微圈，並給予教導及更新。

我們自己也需要類似的精微圈。每個人心中都有個小孩——通常是因爲創傷或遭到忽視而困在時間裡害怕的內在小孩；但我們也有大膽、害羞、充滿愛心、機智、有創意、韌性堅強的那個孩童自我，需要得到鼓勵，才能長大、向前邁進。所有這些內在自我，都應該擁有堅固的精微圈來確保安全感。我認爲，無形的精微圈就和具體的邊界或行爲上的界線一樣重要，有時還更重要，因爲一個孩子或內在小孩離家在外時，這些精微圈就是家。

身爲父母，你無法全天候執行巡邏任務。我自己有兩個兒子，看著他們長大，我很高興自己曾努力幫他們發展出要在世界上生存與成功所需要的精微圈和保護。他們現在已是挺拔的年輕人了。他們並不完美，但他們了解自己，這是精微圈贈予的禮物。把自己從他人之中分離出來，從那些不是你的角色當中分辨出你的角色，這是做出適當生命選擇的關鍵。

在本章中，仍會討論主要的四種能量精微圈，但還會談到一個先前未曾提到的人格描述法：**靈性人格**（我認爲目前地球上存在著五種靈性人格）。了解你的孩子（或內在小孩）符合哪種描述，可幫你客製化精微圈的療癒與發展，將教養過程個人化。

以讀者的立場，身爲大人的你，在進入教養過程中已準備好要付出愛，但你個人也需要愛，而本章的目標就是幫助你療癒童年的傷痛。每個孩子在成長過程中都有傷痛；每個大人的心中都有個受苦的內在小孩。修復過去，就是爲未來加上翅膀。如此，我們才能如浴火鳳凰般從灰燼中升起，強化我們原本的虛弱之處，修復破損，使來日充滿幸福快樂。

抓出你跟孩子們的靈魂傾向

孩子們需要能量精微圈，身爲父母的工作就是爲他們提供精微圈，直到孩子成熟到足以創造自己的精微圈爲止。我們透過關懷、示範，也透過刻意根據孩子們的人格來評估他們的需求，爲他們提供妥當的精微圈。

以我的兒子麥可爲例，他的心地非常善良，在關係上會不吝付出。因此當他戀愛時，關係精微圈的防備會降低，這雖然是建立親密關係的基礎，但他的對象若是缺乏健康的精微圈，他就會遭到利用。他得學會在降低關係精微圈的防範之前，先維持好精微圈一段時間，直到能夠判斷出一段關係的本質爲止。

有兩種交錯的分類方式，可以幫助我們判斷孩子或自己的內在需要發展哪一類型的能量精微圈。第一種是屬於七大症候群的能量精微圈範疇，第二種是靈魂的分類。每個人基於自己的靈性本質、基本人格、家庭教養、人生經驗及其他因素，都有某種較容易產生的症候群。但我們出生前，也會將自己編入某個靈魂族群之中。靈魂是我們的一部分，負責穿越時空與經驗，收集傷痛和智慧。長久以來，有許多文化都推測某些靈魂會同時或在同一波段投胎問世，以幫助地球和人類及他們自己往前進展。這個想法在幾年前，隨著靛藍小孩相關書籍的出版而越來越廣為人們接受，「靛藍小孩」一詞是用來形容一群展現出超自然或非凡特質的孩子。我相信現今世上存在著多種靈魂類型，每一種都會傾向於某一組能量症狀、靈性目的和能量需求。

在閱讀這些描述時，請注意看看哪些描述最符合你的孩子及你自己的內在小孩。雖然這些分類通常與年紀有關，但每一類的劃分絕對不是非黑即白。目前我們的靈魂類型全都混在一起，所以你要抱持開放的心態。同時也要明白你可能會符合兩種以上的描述，儘管每個人對某一種類型的傾向會勝過另一種。這些描述能幫助你決定該滋養哪些能量精微圈。

五個主要的靈魂類別

目前地球上有哪些主要的靈魂類別？各自有何獨特之處，又容易陷入哪些能量症候群？以下是我透過自己的諮商工作、研究及教養兩個小孩、內在小孩等過程，所發展出來的認知理解。

建設型靈魂。這些靈魂是我們的建築師，專注於創造及維持機構或社區等層級清楚的組織。倘若你是個建設型靈魂，你會熱情擁抱體制，你能看見它們為成員帶來的團結與力量。

體制可以保障安全感。例如，工會在數十年來保障了會員的安全和平等待遇。在許多大都會中，種族群體會聚集在自己的社區中，以團體的力量維護自己的需求、權力，同時相互守護彼此。遺憾的是，體制也會培養偏見（例如納粹黨），違背原始的安全承諾，至少對不被該體制接受的人來說是如此。

在二十一世紀，多數建設型靈魂的成員都已邁入中年到老年，並在這個需要穩定與常規的時代中日漸成熟。不論你的年紀爲何，若是你獻身於傳統、認眞工作，對體制大力支持，都顯示你是個建設型靈魂或擁有這類靈魂的要素。

建設型的人容易擁有僵硬的精微圈或症候群，這使得他們總是分到大量的工作。受紙娃娃症候群所苦的建設型靈魂，會採取不見得對他有益的制式化行爲。你的孩子想到要轉學或搬家時，是否會驚慌失措？她是否出現強迫症的行爲來確保安全感？事情若未做到位，他是否會出現激烈反應？雖然任何極端行爲都需要治療性的協助，但這類反應也暗示他們是建設型靈魂，需要更強力的能量精微圈，才能在任何環境中感到安全。

建設型靈魂往往會變成工蜂，這種行爲發展到極端狀況時，能使他們成爲騾子症候群的受害者。這些小孩（或內在小孩）的責任感甚至強烈到生活無趣，我自己就有個很強烈的建設型元素。五歲時，我已經會打掃房子，照顧妹妹們了。至今我還在努力不去接收所有重擔，避免把一切責任扛在肩上。我經常得處理這個症候群，與我內在那個害怕自己若沒有一直工作，肯定會因爲令他人失望而受懲罰的小女孩連結。

要透過能量精微圈來轉變建設者靈魂的制約狀態，訣竅在於強調自身的獨特性、特殊性及個別性，開啓過度僵硬的精微圈，允許愛、情感、個人關懷及慈善進入精微圈。

橋樑型靈魂。這類靈魂有能力把個人、文化、想法或做法結合起來。這類靈魂擅長連接新與舊、傳統與創新。在嬰兒潮（一九四六年到一九六四年間）出生的人，多數是橋樑型靈魂。他們出生在一個仰賴機構、企業、大型宗教和家庭定義的僵化世界，即便到了現在，他們仍努力要將自由、創造力、表達能力等價值融入生活之中。橋樑型靈魂通常是由內往外運作，他們會透過治療來改變自己，或透過增加創意來改變組織。

不幸的是，橋樑型靈魂總是強烈地認爲自己必須將人們、場所或想法結合起來，這使得他們不知道何時該放下。由於他們不喜歡看見任何人受傷、害怕或覺得會遭人遺漏，所以總是會面臨染上能量症候群的風險。他們寧願流失自己的能量，也不願使某人感到悲傷或不足（吸血鬼受害者症候群），或者會主動去接收他人的問題並流失自己的能量（療癒者症候群）。若是對環境敏感的橋樑型靈魂，會是那些領養或照顧見到的每一隻流浪狗、流浪貓或受傷小鳥的人。換句話說，他們天生具有共同依存性，這是一種因爲能量精微圈狀況差而更顯惡化的內在特質。

靛藍靈魂。這些獨特而卓越的個體追尋的是新世界秩序，一個以人道主義而非體制來運作的世界。他們專注於自身特有的人格發展，爲一個不僅認同全球意識也接受個人快樂的世界而努力。他們的內在力量在於能夠透過以愛爲基礎，而非以力量爲基礎的價值觀來改變世界。在解決這些衝突時，他們往往會轉而從事整全式或神祕主義事業，往往使得可能是橋樑型或建設型靈魂的父母苦惱不已。如今多數的靛藍靈魂年紀約在十五到三十五歲之間，不過也可能年紀更小或更長些。

靛藍靈魂還是小孩時可能受到多種能量症候群影響，但最有可能的是療癒者症候群。在改變世界的旅程上，他們經常會承擔起世界的問題，付出貢獻、資源和心的能量作爲交換。他們也容易具有環境症候群，因爲他們想要拯救地球。這個簡短清單並不排除有其他症候群的可能性，視其個性而定，靛藍靈魂極可能發展出任何一種能量症候群。

對靛藍靈魂來說，擁有健康精微圈的關鍵在於：如何平衡有時太僵硬、有時又太過流動的精微圈，以及如何將內在靈性融入所有能量場之中，尤其是關係能量場。

水晶靈魂。這些靈通、敏感的個體，在小孩身上完全反映出這個名稱的意義。他們個性鮮明出色，就像有眾多切面的鑽石一樣，能夠複雜到令人難以理解，更別說是要幫助他們達到能量上的平衡。

這群靈魂往往是由年紀很小的孩子到年約二十五歲的青年所組成，但我自己也認識不少年紀更大的水晶靈魂。他們通常被稱爲「新時代」，因爲靈性事物對他們的吸引遠超過任何實體事物。

某種程度上，「新時代」一詞總結了水晶型人格。這些靈魂是新的；我相信他們對地球來說是相當新的靈魂，轉世次數並不多。他們缺乏面對生命苦難的強硬面經驗，自己也沒有強硬的一面。事實上，不同類型的水晶小孩可能會缺乏大部分或全部的生理、情緒或關係精微圈。少了這些精微圈，他們對生活事件的反應，會導致社會將他們歸類為生病或具有過敏症狀，或是亞斯伯格症或自閉障礙，或患有注意力不足過動症。這三種主要類型的水晶靈魂會在下文提到，並連同他們傾向靈通體質症候群及無邊界症候群等問題一併探討。

要幫助水晶小孩，需要的是有條理及持續不斷地建構所有的能量精微圈。他們更需要加強生理、情緒和關係精微圈，因為水晶小孩天生就比他人更充滿靈性。不過他們可能連靈性精微圈也需要協助，由於其靈性精微圈一直做著四個精微圈的工作，因此可能充滿破洞，或相反的，變得太僵硬。

靈性靈魂。這些精神活躍、充滿愛心的小小孩（也可能是大小孩），究竟是何方神聖？我認為這些靈魂是天使降世到人間。他們擁有比水晶小孩更多足以應付人間挑戰和日常生活現實的裝備，已經充滿靈性目標，而且通常相當清楚自己的人生目標為何。

他們在能量上更為強化的原因之一，是除了擁有水晶小孩所具備的靈性能量場之外，他們還擁有豐富的生理、情緒和關係精微圈。我認為他們的前三個精微圈能大幅保持完整的原因，是他們已經在此活過了幾世，成就了歡喜並且與自己達成和平協議，或者他們曾經是守護天使，透過觀察人性得到許多了解。無論實情爲何，這些靈魂是目前年紀最小的孩子們，不過如泰瑞莎修女和許多全心爲世界奉獻的不知名人士，也都是靈性靈魂。

靈性靈魂也會出現七大能量症候群，通常程度會比其他靈魂群更輕微，這純粹是因爲他們出世時就已經具備較完整的能量精微圈，也願意接受靈界和人類世界的協助來解決問題。症候群是否會長期發展，通常要視其父母能堅持靈性小孩的特別教養方式到什麼程度。

愛孩子，就要建立他們的精微圈

你或許已經從上述描述中認出自己的子女（或內在小孩）的靈魂類型。你該怎麼做，才能緩解每個靈魂族群或自己的內在小孩仍在經歷的挑戰？以下是針對每種靈魂族群所提出的建議，在此著重的是最有可能影響他們的精微圈和能量症候群。

建設型小孩：打造基石

建設型小孩相當嚴肅、知識豐富且對現有體制相當投入。我最喜歡的一位建設型兒童個案，是個十一歲的男孩，他已經知道自己長大後要成爲工程師。傑森驕傲地討論他房裡的各種樂高組合，以及我可以如何升高前門台階讓身障人士行動更方便。

在我們的討論中，他透露讓他不高興的是同齡的其他小孩。「他們太幼稚了。」這個小大人解釋道：「他們對老師做鬼臉，不交作業。」他在家中的情況也一樣。遠比其他兄弟姊妹更有責任感的他，差點就要用逃家當威脅。他的妥協辦法是讓老師和單親媽媽的日子好過些，盡可能完成更多額外工作，並維持優等成績。你可以想像學校的同學是怎麼看待他的。

某些大人或許會認爲這個男孩是個完美的孩子。所幸，他的母親和老師明智許多。他們都認爲他需要幫助，使他能放鬆下來。母親猜測他可能是害怕失控的感覺，所以採取自己的方式盡量做到完美來抵銷問題。傑森已經在看療癒師了，療癒師建議他來找我談，處理出問題的能量場。

我立即發現傑森是受到精微圈太僵硬之苦，很可能四個精微圈都如此，但生理能量圈更嚴重。他的完美主義是紙娃娃症候群的形態之一，而過度的責任感則是騾子症候群的明顯指標。他不僅很高興有工作可做，還拒絕別人的愛。他不跟母親擁抱，也不肯接受更高力量存在的想法。傑森已經把自己當成大人，這使我難過不已。

你無法也不該試圖把孩子變成她或他所不是的模樣。在我的語彙中，傑森是個建設型孩子，一個建造者，一個有大夢想的小小孩。但他讓自己成長得太快，以至於他的生理精微圈耗竭過度，對工作能量太開放，而他的情緒、關係和靈性精微圈太薄弱也太武裝，所以拒絕了一切美好的事物。

面對建設型小孩，我喜歡運用能夠觸動他們的動能及視覺天賦的活動。有個很好的混合式活動是利用顏色、繪畫或電腦繪圖，來解釋他們的能量場發生了什麼事。我在一張紙上爲傑森畫了一個小男孩，他的周圍有一圈很細的環。這是你的生理能量場，我向他解釋。我又畫了一些符號，象徵進入能量場的事物，比如大量的工作，以及被他排拒在外的事物，包括擁抱、遊戲及充足的睡眠等。

接著我畫出他的橘色情緒精微圈，這個精微圈實在太薄了，精微圈外側還有反射性的銀光，這會將快樂的感覺反射出去。我也畫出具有同樣問題的紅色能量場，這使得朋友進不去。這段描述引發了一段關於寂寞和悲傷等感覺的討論。

然後我畫出他的靈性精微圈，談到也許開放這個精微圈可以幫他感覺到更安全，幫他了解有大人甚至是天使可以減輕他的部分負擔。這使他鬆了一口氣，他說他想讓自己成爲家中的男人，因爲父親已經拋棄他們了。但有人幫忙，或許也不錯。

接著我們把這些圖重新畫過一次，讓畫面呈現出原本該有的模樣。經過每天在早晨觀想自己穿上這些「色彩大衣」，並和療癒師持續諮商一年後，他驕傲地宣布現在他的生活中有了朋友及嬉笑。

這個活動也可以更動態呈現。拿出一大箱積木或方塊，或是任何建設型孩子感興趣的東西，用這些工具來呈現能量精微圈。不論你使用的是哪種方法，重要的是要讓他們在視覺上或行動上重寫、重新設計、重新配置自己的精微圈。

針對建設型孩子，我也鼓勵他們運用設定意圖的物件來重建生理精微圈。由於他們非常實際，所以第五章提到的生理精微圈修護方式往往能對他們發生作用。他們的內心實際上是害怕的，所以他們喜歡能夠握住某種東西：被祝福過的毯子、石頭、特殊的提醒記號或是可以把玩的手鐲等等，這些東西都能用來提醒他們：他們有父母可以倚靠，也有改善過的生理精微圈。

要知道這些能量技巧只是實際治療的輔助工具，孩子們需要有人可以討論自己新發現的情緒，談談朋友和感覺，學習如何讓所有靈性事物變得眞實而正向。身爲父母，你的工作是擔任聆聽者和老師，假如你一開始就幫孩子建立他們的能量精微圈，這個工作會容易許多。

橋樑型小孩：在永恆與今天之間

橋樑型的孩子很容易擔憂，他們會緊張地關切周遭發生的事，觀察明天會有什麼事。空閒時，他們會仔細反省，想知道昨天哪裡做錯了，然後確保對的事情能持續對下去。而且他們要關注的領域還眞多，看起來就像是個總在爲工作、金錢、健康問題或該怎麼開車送小孩出門而發愁的家長一樣。

擔任橋樑角色壓力當然很大，還可能隨時會發生災難——至少，他們的感覺是如此。橋樑型小孩隨時都覺得有兩股或更多方向的力量在拉扯，但中心主題極少是自己。這就是爲何這種類型容易成爲吸血鬼受害者和療癒者症候群的受害人。他們的四個主要精微圈可能都很脆弱、充滿破洞或能量索，使自己的能量四處溢流，他人的能量藉此注入。你可以在第八章中挑選療癒方式來強化四個能量場，但首先最需要處理的是關係能量場。基本上，橋樑型小孩關心的就是關係。

我們的主要目標是教導橋樑型小孩：把自己擺在優先地位是好事。但你不可能讓眞正的橋樑型小孩把他人一筆勾消，所以不必擔心他們會變得自戀。設定這個目標後，他們能做到一半就很不錯了：一半的時間把自己擺第一，一半時間把他人擺第一。

面對橋樑型小孩，我最喜歡採用的能量技巧有兩種。第一種是動態的，需要準備不同顏色的三個小袋子及大約二十顆彈珠或小石頭。每天把一個裝滿彈珠的袋子和兩個空袋子交給你的橋樑型小孩，這些彈珠要用在好事上。一個空袋子是給自己的，另一個是給別人的。每當孩子爲他人做了件好事時，就在別人的袋子裡放一顆彈珠；爲自己做了一件好事，就在自己的袋子裡放一顆。一天結束時，如果別人袋子裡的彈珠比較多，小孩隔天就要多爲自己做好事（多得一些彈珠）。一星期後，如果這兩個袋子裡的彈珠數量一樣，父母就要爲孩子和某個孩子關心的人做一件眞正有趣的事。

萬一不能帶彈珠去上學（或上班）呢？那就爲你的孩子（或內在小孩）準備鉛筆和小筆記本來計分，回家後再把適量的彈珠放進每個袋子裡。

第二種技巧純粹是能量上的，包括兩個階段。首先將粉紅色能量從心臟後面吸入再傳送到前方，然後將這粉紅色能量吐氣到外界。告訴孩子粉紅色代表愛，你若有宗教信仰，你可以說這是來自上帝、阿拉、耶穌、佛陀或大靈的愛。粉紅色能量必須先注滿孩子的心，先把愛給自己，然後才透過吐氣把愛分送給別人。

等孩子熟練第一階段後，就可以進展到第二階段：鼓勵她或他開始以粉紅色光填滿關係能量場，讓愛在整個能量場中閃閃發光。注入愛的粉紅色能量，能促進更多對自己的愛，這個玫瑰色光彩就可用來療癒下方的兩個能量場和上方的靈性能量場。

靛藍小孩：彩繪世界的奧祕

我的大兒子是建設型和靛藍靈魂的結合。他務實、樸實的本性，不斷被想要使世界變得更好的先進想法拉扯著。猜猜他現在的工作是什麼？他爲美國某參議員工作，爲改變世界出力。沒錯，這就是靛藍小孩會做的事（而且他隨時在工作，就像建設型小孩一樣）。

有些靛藍小孩會在體制內工作，但只在他們能夠改變的體制或者是個轉變的體制中工作；其他的都在體制外運作。但他們全都想要將這個世界催化成具有更高層次功能的地方，他們的言談中充滿了諸如倫理、良善、永續性和愛之類的用語。靛藍小孩幾乎都具有療癒者症候群，而那些在意識上更實際的，則經常會出現環境症候群。

靛藍小孩是很棒的孩子，但他們從來不覺得自己成功了，因爲他們成功不了。要修正那麼多人類的問題，根本是不可能的事——至少不是光憑自己的能量辦得到的。這就是爲何在面對靛藍小孩時，我處理的是關係及靈性能量場。先強調關係上的溝通能力，然後再將關係能量場與靈性能量場的神聖面結合起來，幫助靛藍小孩減輕過度的責任感。

重要的是要教會靛藍小孩如何開啓自己，接受直觀的和啓發式的指引，讓他們不再認爲所有事都要自己親力親爲。接收高我、天使、神聖力量，乃至信任的導師的指導，可以減輕自己的壓力。使外在兩層能量場更富足，也能打造堅固的過濾系統，減緩靛藍小孩對於有害或老舊體制過度情緒化或過度急切的反應。

任何一種將訊息傳送給神聖力量的做法（通常是請求）都算是祈禱，包括在日記中寫下需求、大聲說出渴望、想著或低聲念誦信息、向上天傳送心中的一幅圖像，甚至是寫一封給上帝的電子郵件。祈禱也包括與神聖力量接觸的傳統形式，比如在床邊跪下合十，或參加教堂禮拜。但許多靛藍小孩很容易感到煩躁，所以絕對不可以強迫他們使用你的祈禱方式。

冥想是一個使大腦和心安靜下來，以便接收來自神聖力量訊息的過程。接收到的訊息可能是對祈禱請求的回應，也可能是上天無償給予的神啓。當然可以試試看你的靛藍小孩是否想要採用傳統的冥想法，這通常需要閉上雙眼、深呼吸，然後讓心智保持正念或放空。不過，你可能會需要爲靛藍小孩各自的風格發展出量身定做的方法。有些靛藍小孩願意念經、唱誦祈禱文，對「聲音療癒」（參見第四章）的梵音或八度音階有興趣。你還可以鼓勵他念誦對應第四脈輪的梵音，因爲心會將它的知識傳送到所有其他脈輪。

你的小孩愛溜滑板嗎？告訴你的靛藍小孩請求神聖力量在他溜滑板時，傳遞訊息給他。你的小孩愛看電影或看書？告訴他在影片或書中尋找訊息。任何工具都能傳遞訊息。

沉思是沉浸在神聖之愛中。對靛藍小孩來說，最容易進入沉思的方式是先把靈性能量場當作神聖空間，然後透過兩段式步驟進入沉思狀態。

首先，幫助你的靛藍小孩進入安靜舒適的狀態，深呼吸，與她或他自己的靈性能量場連結，這個能量場大約位於距離身體外面一．八公尺到二．四公尺處。告訴靛藍小孩單純地感受天使或神聖存在的愛，並享受它。接著告訴靛藍小孩每當他或她感到緊張或狂亂時，就與這個能量場及隨之而來的平靜感連結。

等孩子能舒適而自動地進入這個狀態後，教導你的靛藍小孩將這個靈性能量場及其下一層的關係能量場（代表溝通）連接起來。孩子可以想像靈性能量場是燦爛的白光，而關係能量場是藍光。等連結變得舒適順暢後，讓靛藍小孩在這個藍白光的泡泡中祈禱與冥想。一段時間後，靛藍小孩幾乎都能在需要時尋求靈性支援、接受指引，在面對生活壓力時也能立即與這個雙重能量泡泡連結。

具有視覺靈通能力的靛藍小孩，因爲注意到這個泡泡的顏色會轉變而玩興大發。這個雙重能量場會以白光和藍光開始，但最後也會充滿了紫色、綠色、黃色、橘色、紅色和其他顏色——所有能量場的顏色。這時，這些彩虹光澤會滿溢到剩下的兩個能量場中，即情緒能量場和生理能量場。

水晶小孩：從不和諧到和諧

水晶小孩就像個美麗的水晶碗，充滿共鳴，以及過多的甜美與慈悲。遺憾的是，這些天使的高調往往得不到回應，因爲這世界比較像個沒有指揮所以荒腔走板的管弦樂團，而非本來如是的和諧星球。

環繞著水晶小孩最強大的精微圈是靈性精微圈，這個能量場像銀鈴鐺般叮噹作響。但是缺少下方那些通常處在荒蕪賦閒狀態的精微圈的支撐，靈性能量場無法過濾入侵的能量，因而會在其他三個能量場中最弱的一環製造出不尋常的沉重壓力。

如果生理精微圈很脆弱，水晶小孩或大人會病得很嚴重，無法篩檢其他基本需求或疾病，而且經常面臨金錢或資源問題。我曾經有一位經常生病，而且每次都生不同病的水晶小孩個案。在會見他的同一週，我也見了一位經常生病的成年女性。年紀比小孩個案大很多的這位五十歲單親媽媽，五年內患了五種不同的癌症。儘管每次化療都很成功，而且幾乎立即成功，但她的身體已經吃不消了。

這兩人的年紀差異很大，但他們都是水晶靈魂。兩人都披著閃閃發亮的靈性能量場，而且是我所見過最慈善和藹的人。但他們也都缺乏具有維護力量的關係或情緒能量場，而且生理精微圈幾乎不存在。

在這兩個案例中，水晶靈魂都遭受到黑暗能量的攻擊。兩人都有個酗酒的父親和靈體附著，這往往伴隨著物質濫用問題；靈體趁著止痛藥物的振動頻率，將自己附著到服藥者身上。這兩個案例在我們鬆開能量索、修復生理精微圈後，幾乎都立刻感到舒暢許多。要進行修復工作，我建議他們運用第五章所提到的方法。

受傷的生理精微圈加上過度凸顯的靈性能量場，往往會導致過敏、環境敏感或其他免疫系統過度活躍的跡象。我總是建議有這些情況的孩子，要跟治療師、營養師會診，或採取自然療法，並考慮以本書第四和第五章所描述的方法，爲食物、飲水和飲料設定意圖。若是能夠分離出問題最大的脈輪及相關靈光場，也可考慮在帶孩子上床睡覺，或當他們需要冷靜下來時，低聲吟誦與問題脈輪相對應的梵音及八度音階。這些聲音能製造出立即的正面效果（參見第四章）。

具有這些易受傷害特質的孩子，通常能學會利用想像力在能量上治療自己。我建議父母可以播放與心跳律動一致的音樂（每分鐘六十到九十下的節拍），或以海浪、雨滴等天然聲音爲主的音樂，幫水晶小孩進入安靜的狀態，然後再把治療師或自然療法建議的任何天然植物或其根部的照片拿給孩子看。比如說，治療師建議用蒲公英酊劑來淨化肝臟，你就把蒲公英的圖片拿給孩子看，請孩子想像這棵植物的精神正在塡滿她或他的生理精微圈。這種方法稱爲植物靈性之藥（spirit-plant medicine），水晶小孩對其效果特別有反應。

這些孩子往往會受到氣壓變化、星球運轉、太陽黑子的影響，有時地理磁場轉變和電磁污染也會影響他們。要減輕這些干擾的負面影響，在裝潢水晶小孩的房間時需要小心且有眼光。比如說，我建議在天花板貼上銀河系或至少貼上太陽系的圖片，或懸掛一組立體太陽系和月亮模型。以正確方式呈現出宇宙的模樣，能減緩水晶小孩對眞實宇宙的改變做出劇烈反應。倘若你的孩子對地理磁場、地球靈線（ley line，一種地脈能量）或電磁污染有反應，請在他的房間裡擺放粉紅色毛氈。粉紅色毛氈能吸收這些電氣能量，這是最輕鬆的方法，因爲你可以一週清洗一次。同時也要確認房間裡沒有任何電子設備，甚至你寧可選擇裝電池的電子鐘而非插電時鐘。

有些水晶小孩的情緒精微圈嚴重受損，但他們的靈性精微圈仍和往常一樣堅固完整。可惜在這些案例中，靈性能量場的作用不大，因爲衰弱的情緒能量場決定了孩子是否健康。某些情緒精微圈太薄的水晶小孩，心智上很強健，但情感薄弱。在極端的案例中，這種不對等現象會使水晶小孩具有（或看起來具有）亞斯伯格症狀或自閉症傾向。此外，也可能導致過度仰賴心中的特定想法，而降低感受的敏感度。我認爲這些行爲反映的是特定信念不斷循環出現的紙娃娃症候群，以及無邊界症候群的結合。靈性和情緒精微圈滲漏出水晶小孩的情感，但似乎又阻礙了其他情感進入。

在眞正的亞斯伯格或自閉症中，靈性能量場其實是內外顛倒的。這表示水晶小孩眞正的靈性屬性是朝內的，而黑暗如鏡面般的能量場屬性則是朝外。這樣的能量場正在將他人的感覺送回給他們，而將小孩囚禁在自己善良的本質中。

造成這種情況的原因複雜到可以寫一本書來說明。不過，你可以這樣想像：如果你有部分的皮膚內外顛倒，那會是怎樣的感覺？會不會使你變得過度敏感——敏感到光線、聲音、情緒或任何惱人的刺激都會使你畏懼退縮？如果你是這種孩子的父母，請溫柔對待他們（不論他是你的孩子或內在小孩）。我建議你參考本書第四章的顏色、幾何形狀用法。一般而言，你可以在心中觀想靈性能量場的外側覆蓋著一層柔軟的綠色、紅色或珍珠灰，這能刺激神經療癒，提供亟需的防護罩保護。一段時間後，就可以開始練習觀想這個靈性能量場已經反轉。在現實生活中，你可以讓小孩反穿衣服（內外相反），然後每天早上再把衣服翻過來，同時想像同樣的反轉動作正在靈性能量場發生。

接著可以運用第五章介紹的方法來療癒情緒和關係精微圈，藉此使身體恢復健康。雖然處在關機狀態的水晶小孩，他們的情緒精微圈可能受傷最重，但其關係精微圈往往也傷得一樣嚴重。

其他水晶小孩的問題恰好相反。他們的靈性精微圈雖然很正常，卻缺乏健康的情緒精微圈，或情緒精微圈壓抑了個人的感覺，並且任由外在世界的心智能量氾濫進來。結果就出現了注意力不足過動症（ADHD）。

過動兒的關係精微圈通常也是關閉的。你可曾注意到過動兒很難適應周遭腦筋動得比較慢的人嗎？資訊一進來，過動兒立即發作，他們的想法（有時包括行爲）難以駕馭，沒有注意到自己對他人帶來的衝擊。這是因爲關係精微圈被大量湧入的心智能量給壓扁了。從神經學的角度來看，訊息的湧入導致大腦活動量超越脊髓活動；過動兒在實際上是連自己都跟不上自己的。

許多療法、營養學及能量治療都能協助過動兒。我建議你先參見第八章後段與關係有關的內容。面對水晶小孩時，我最喜歡的能量練習是幫他們整平整個能量場，執行我所謂的交叉確認演練法，一邊爲他們建立更多圍欄，一邊幫他們結合內在與外在。

一開始，先讓孩子冷靜下來，要他或她想著自己的腳。這非常重要，訊息過多的小孩通常只想到他們的頭部，而不是身體的另一端。一旦讓小孩稍微穩定下來後，請孩子專注在自己的靈性精微圈上。水晶小孩通常會跟身體失去連結，因此你的小孩可能需要觀想而非感受這個能量場——看起來就像個很寬的白色光環，距離皮膚約一．八公尺到二．四公尺。現在請孩子把能量場的外緣留在原地，但是把內側拉向自己一直到緊靠著皮膚。不斷做這個練習，直到孩子覺得像有一條溫暖、滑溜或輕盈的毛巾或毯子包裹著自己。請孩子將靈性精微圈固定在生理精微圈上，就像是假裝要把船繫在碼頭一樣。然後請孩子把能量從自己的心，向外傳送到這個靈性精微圈的外緣。

一旦孩子擅長這個將所有能量場拉均勻的做法之後，就可以展開情緒療癒的工作，問問孩子關於日常生活的問題，比如：「朋友這樣或那樣做時，你覺得如何？」或甚至是：「你最喜歡的食物是什麼？爲什麼？它給你什麼樣的感覺？」

另一項對水晶小孩來說很重要的活動，就是釋出他人的能量。這個過程也對靈性小孩非常重要，我留在下一節描述。

靈性小孩：可展翅飛翔，卻在地上行走

靈性小孩比其他的靈魂人格更有能力面對這個人生，因爲他們帶著較完善的能量精微圈和清晰的任務進入這個三度空間的世界。但他們也很容易有七大能量症候群的其中一種或全

部，尤其是在遭受誤解時。

我曾見過一位靈性小孩，這個小男孩有一雙藍色大眼睛，戴著一副不斷滑落的大眼鏡。自從他大到會說話起，就只吃過三種食物：優酪乳、柳橙和堅果。他說他記得以前曾經活在這個世界上，所以不相信人該爲了食物而殺害生命。他具有紙娃娃模式嗎？不，他說的是一種由他的靈性目的延展出來的信念。六歲時，他已經清楚知道他來到這裡是爲了拯救地球。

靈性小孩往往有股源自內在的召喚感，如我在兒子加百列身上所見的，他是個具有水晶靈魂傾向的靈性小孩。他四歲時，托兒所的負責人看著我的眼睛，感謝我讓她有這個榮幸認識加百列，讚美他有如此大的愛心及人道精神。

靈性小孩（及其父母）所面臨的挑戰是他們會陷入召喚之中，使得維護任務的能量精微圈受到傷害或傷得更重，但又未能善加發展其他的能量精微圈。戴著大眼鏡的小男孩可能會開始過度認同動物的情緒，因而扭曲自己的情緒精微圈。他也可能與自然世界建立一條能量索，而引發吸血鬼受害者症候群。比如說，加百列就很容易陷入療癒者症候群，有一天，我心頭起了一個憤怒的想法，他馬上就頭痛了起來，而我那個憤怒的想法消失了。他接收了我的能量，把療癒送給了我。

靈性小孩對於能量症候群無法免疫，但他們夠聰明，只要你提出問題，他們都能告訴你自己需要什麼。我發現對他們來說，最困難的是釋出他人的能量，主要是因爲這些孩子來到世間就是要給予幫助。接收他人的情緒不就是一種幫助嗎？因此靈性小孩必須學習了解，別人需要面對自己的問題，因爲解決問題才能帶來智慧。

要幫助靈性小孩釋出他人的能量，可以教導他們一天花兩三次時間閉上雙眼，請求神聖力量以光之泉沖洗他們。告訴他們這道瀑布正在淨化所有不屬於他們的能量，要描述得美麗又有創意，幫他們假裝自己正站在一道瀑布下方接受淨化。並把跟他們連接在一起的能量索指出來，要他們看著這些能量索被水沖刷掉了。最後，他們會出現在一片美麗的草地上，在陽光下曬乾自己。大自然的一切都能夠重建他們的精微圈：紅色和棕色上地能支持他們的生理能量場；橘色、黃色的花朵與太陽能幫助他們的情緒能量場；綠色草地和藍色天空能穩固關係能量場；白色雲朵則可以療癒靈性能量場。

有些孩子（通常是男孩）喜歡防護罩的形容。那就請你的靈性小孩想像有張銀色的網子把她或他的全身罩住；這張網子會把危險的能量反射回天界。可以的話，用一個故事來編織這個影像。當我教兒子這個技巧時，我告訴他挪威的眾神會用被反射的能量來製造雷電。有些孩子（通常是女孩）喜歡用世間所有的顏色來彩繪他們的能量精微圈，或者讓他們穿著有安全感的顏色。

最重要的是，不論你的孩子是哪一類型的靈魂，請享受他們的存在！我們能夠給予孩子最好的禮物，就是單純地喜愛他們。

用愛來療癒問題小孩

我們可以爲問題小孩做些什麼，尤其如果這個孩子已經長大成人了？我們對他們已不具任何威權性。我們沒有控制他們的機制，也沒有接觸他們的方法。我們有的，只是對孩子的關懷與愛。

還記得量子物理學的原則嗎？兩個人若曾在某一點鏈結，將會永遠保持連結狀態。你的孩子仍然能夠感受及察覺到你，仍然可以接收來自你眞心關愛的包裹。要從遠方影響能量受困的孩子，有兩個關鍵。

首先你必須做好你自己的功課。這是個刁難的聲明，但這一定得說，而且是以身爲人母的立場來說，因爲我也曾經花了多年時間在能量上修正我對孩子所做的錯誤舉動。孩子的某些問題必然是源自於我們身上。我們沒有去面對、感受、了解或處理的，都會向下流動傳給了下一代。我們的上一代也一樣。我們不也從父母身上繼承了許多傾向和問題？這是身爲人的本質。我們成爲接收所有未被療癒的人事物的當然人選，而凡是我們未能轉化的，也將傳遞給我們的繼承人。

這也意味著，我們現在所做的任何療癒，都將能幫助到子女。我有一位案主，這位男士有四個成年子女，每個都至少有一種成癮問題：性、酒精、購物及其他許多問題。他們都有一連串的精神健康問題，包括憂鬱、焦慮、躁鬱、邊緣性人格等。他自己也有這一類症狀，他的妻子則是個宗教狂熱者，有嚴重的依附障礙。但他決心展開治療，並且開始改變，也採用了我教導他的多項能量方法，主要著重於建立他過去所缺乏的能量精微圈。幾年後，他的子女開始成長且有所進展。如今四個孩子中有三個人過著正常的生活，雖然他們都還在服藥、接受治療中。第四個孩子則住進治療中心。沒錯，他們還在掙扎奮鬥，他們的靈性精微圈依然混亂不清，這是因爲他們的母親沒有改變。但可喜的是，他們還在轉變中。

有個插曲說明了一切。當我的案主決定戒掉大麻時，他的長女來電告訴他，說她會自己去接受治療，戒斷大麻和安非他命。這是個很清楚的跡象，顯示我們的正向作爲會轉移到子女身上。

第二個關鍵是要記得，孩子們是以曾經在這世上活過或經歷過的靈性存在重返世間，身爲神聖力量的孩子，他們也跟神聖力量連結並被愛著。他們並不是你，他們也擁有完整的人格。這意味著他們將在專屬於他們的困難挑戰中受苦與學習，而這些都是你幫不上忙的人生功課。

然而，愛可以滲透所有的牆、所有的精微圈及所有的恐懼。你永遠可以請求神聖力量幫助自己的子女，你永遠都可以啓動療癒之泉，你也永遠都可以愛。愛是無價的，在無償付出時，愛就能療癒一切。

練習

多彩世界，孩子的世界

幾乎每個孩子天生都喜歡顏色。我告訴孩子們，當不同的顏色被畫出來、穿在身上或選擇石頭或彈珠帶在身上時，他們幾乎什麼事情都能辦得到。以下是一份簡單清單，你可以用來為孩子解釋各種顏色的好處。請他們加入自己的想法，就像在做實驗一樣，你將對他們精微圈的成長驚嘆連連。

- **紅色：**紅色使你強壯。能幫你跑贏賽跑、恢復健康、讓霸凌同學走開，以及更快做完分配的家事，讓你更快拿到零用錢。
- **橘色：**在你悲傷或生氣時，橘色使你感到舒服。它還能讓著色、彩繪、素描、跳舞、寫故事或任何好玩的事變得更好玩。如果你想要開心，就穿橘色衣服。你可以想像一個橘色泡泡在面前，請將快樂的想法放進泡泡裡，把泡泡送給媽媽或爸爸。這能讓你停止接收爸媽的悲傷或其他感覺。

- **黃色：**黃色讓你變得更聰明，幫你在學校和考試時表現良好。你覺得困惑或想不出什麼的時候，可以假裝你在一個黃色泡泡裡，答案就會出現。如果你想太多了，就想像有一道黃色閃光照著你，把所有的憂慮都送走。

- **綠色：**如果你很擔心某個人，可以送給那個人一個綠色想法。先在腦海裡創造一個綠色泡泡，裡面填滿你對他的祝福。然後將這個療癒泡泡吹向她或他，就像在吹蒲公英種子一樣。綠色能使痛苦消失，使人變得更強壯健康。

● **藍色：**當你有很多話要說時，就想著藍色。說藍色的話、唱藍色的歌曲、寫藍色的字，你的話就會聽起來很聰明，而且很有道理。當你擔心別人會怎麼看你時，假裝你變成藍色，你就會知道該說什麼話了。

● **白色：**白色使一切變得美好，因為它會帶來天使。白色是天使羽毛的顏色，請求天使送你一根隱形的羽毛，幫助你停止不好的想法。你也可以請求天使給你一個擁抱，讓爸媽的爭執不會傷害到你，或者在你感到害怕時，幫助你知道該怎麼做。

● **黑色：**當你不想被人看見你在公車站等車，或不想在學校被叫起來回答問題時，黑色可以把你藏起來。但不要全身穿黑色，因為你不想把自己全部藏起來。

銀色：銀色能把不好的能量送走，讓它無法傷害你。別人有不懷好意的想法時，穿戴或想著銀色，可以讓你感到安全，也可以把壞人趕走。當你想要和上帝說話或提問題時，也可以穿戴銀色。把所有不好的想法或別人告訴你的壞事全都封存到一個銀色的錢幣裡，然後把這枚銀色錢幣埋起來，這樣可以把不好的一切都結束掉。

金色：金色可以帶來巨大的改變。它能幫助天使和上帝前來照顧你和你的問題。想像上帝傳送了一道巨大的金光給你，幫助你擺脫麻煩。

● **粉紅色：**粉紅色是愛。當你不喜歡自己，或是其他小孩捉弄你，或是爸爸媽媽有困難時，就想著粉紅色或穿戴粉紅色。想一段美好的訊息，再放進粉紅色泡泡裡，把它送給任何需要的人，這樣就不用親自去照顧每個人，把自己弄得太累。

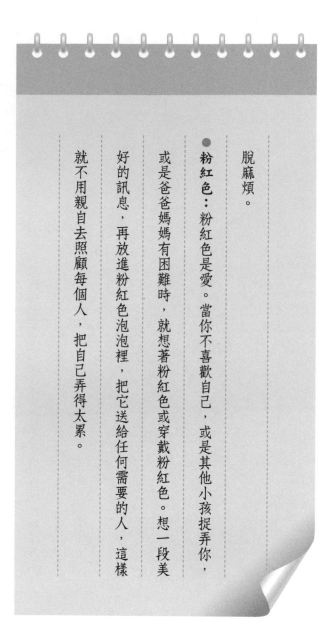

結語

這風險很大，凱莉。你必須有個界限，否則你不知道會發生什麼事。

——米蘭達・哈柏斯（Miranda Hobbes，《慾望城市》角色）

市府的帳冊上不曾編列能量精微圈警察的名單，心理學家、醫生、社工、父母和社區專家都不曾在這樣的精微圈中受過訓練，更別說對精微圈有所需求。

缺乏能量精微圈，我們會對自己的身分感到困惑，不明白我們來此要成就什麼，以及該如何在這個世界上好好展現出眞實的自我。我們都會受害於七大症候群的各種症狀及病徵：反覆不斷的模式、能量的流失、工作過度、靈體入侵、依賴、混亂的行爲、對環境過度敏感等等。我們會受到健康、工作、金錢、關係及教養的困擾，或許正在這所有領域中掙扎。我們會缺乏必要的能量，無法活出我們本該享有的眞誠、富足、豐盛的生活。

反之，執行報酬率高、挑戰也高的診斷、淨化及療癒能量精微圈的工作，能使我們迎向愛、豐盛與財富。這種富有可能是財務上的，也可能是更重要的心靈禮物：歡喜、眞理及滿足感。

整個世界都是由能量組成的。這表示我們可以合理地假設，轉變在你之內、在你周圍，甚至是在你的食物、飲水、思考過程、環境或物件等能量，就可以產生對你有重大影響的改變。爲單純的石頭設定意圖，可以抵制他人的負面力量；想像你的身體四周有個圓圈，將你包覆在神聖空間之中，可以促進金錢上的回饋、與他人的交流，或找到療癒自我憎惡所需要的眞理。即使是更深層的問題，比如成癮、虐待、貧窮和重大疾病，也都是能量上的創傷。我們的物質世界中不論出現了哪種不受歡迎的情況，都會在能量層次上找到破洞或裂縫。宇宙網絡只要做出小小改變，就有誕生新星的可能，這召喚著我們要成爲轉變的彗星。

本書的目的是希望能成爲一份持續不斷的資源，幫助我們面對這個有時並不友善卻非常可愛的世界所出現的各種挑戰。這本書爲創造出我們的美提出詮釋，也是一部關於演化與進步的實用手冊。它提供幫助靈魂成長的方法，使傑出的你學會不論面臨怎樣的起伏不定，都能更接近眞正的自己。

我們有義務要處理能量問題嗎？有必要完整地評估和有意識地編排我們的生理、情緒、關係及靈性精微圈，以確保自己和他人的安全嗎？當然沒有，只不過這樣做是睿智的。認識全部的自己，並且感到必須成爲更完整的自己，是明智之舉。

在自身之內創造出我們想要看到的模樣，也是明智的。二十世紀初的教育先驅及和平倡議者大衛・史達爾・喬登（David Starr Jordan）曾說：「智慧是知道下一步該做什麼；技術是知道該怎麼做；而美德是身體力行。」願你在進行能量修復後，智慧增長、喜悅恆長。

致謝

由衷感謝成千上萬到我工作坊接受能量諮商的人，他們提出的問題包括：「爲什麼我會這麼敏感？」「爲何我一直都能感覺得到其他人的感受，就如這些感受是我自己的一樣眞實？」或是「我如何設立能量精微圈，來防止他人的能量入侵？」「我如何從那麼多的覺知中，篩檢出屬於我個人的？」諸如此類的問題，敦促我去找出答案。

此外，我也感謝以下這些人的幫助，讓本書能順利出版：我的經紀人 Anthony J.W. Benson、編輯及友人 Amy Rost，以及 Sounds True 的編輯 Haven Iverson。願美好的能量永遠與你們同在。

原書分章注釋

第 1 章　萬物共有及共享的特徵——能量與能量場

①「克里安照相術研究」（Kirlian Photography Research）網頁，kirlian.org/kirlian2.htm

② Hans Brugemann (ed.), *Bioresonance and Multiresonance Therapy* (Brussels: Haug International, 1993), 231–239. Cited by Steve Gamble, "Healing Energy and Water," 線上文章刊載於 Equilabra (equilibrauk.com)。

③ Lynne McTaggart, *The Field* (New York: HarperCollins, 2002).

④ Jim Oschman and Nora Oschman,"Science Measures the Human Energy Field" (last revised April 30, 2009), 線上文章刊載於 the International Center for Reiki Training (reiki.org): "Reiki Articles."

⑤ Nenah Sylver,"Healing With Electromedicine and Sound Therapies: Part Two" (2008), 線上文章刊載於 the Qi Gong Institute (qigonginstitute.org): "Scientific Papers."

第 2 章　精微圈巡守者：我們身體的四個能量精微圈

① Ethan Watters, "DNA Is Not Destiny", *Discover Magazine* 27, no.11（2006 年 11 月）。線上文章刊載於 Living Ayurveda (living-ayurveda.com) 網頁。

② J. Lee Nelson, "Interdisciplinary Research in Chimerism" (2008), 線上文章刊載於 Microchimerism (microchimerism.org): "Reserch"。

③ j_philipp-ga，由 qpet-ga 回覆問題，"Thoughts per Day" (February 1, 2003)，Google 問答 (answers.google.com/answers/): "Relationships and Society: Bultures."

④ HeartMath, LLC，"Solutions for Stress: Quantum Nutrients: Energy Out, Energy In," 線上文章刊載於 HeartMath (heartmath.com)。Rollin McCraty、Mike Atkinson 及 Dana Tomasino (eds)，"Science of the Heart: Exploring the Role of the Heart in Human Performance; An Overview of Research Conducted by the Institute of HeartMath" (Boulder Creek, CA: Institute of HeartMath, 2001)，電子書可於心數中

心網站購得 (heartmath.org): "Research."
⑤ Rollin McCraty, "The Energetic Heart: Bioelectromagnetic Communication Within and Between People," in *Clinical Applications of Bioelectromagnetic Medicine*, edited by P. J. Rosch and M. S. Markov (New York: Marcel Dekker, 2004) 541–562.
⑥ Rollin McCraty, Mike Atkinson, and Dana Tomasino, "Modulation of DNA Conformation by Heart-Focused Intention" (publication no. 03-008, Boulder Creek, CA: Institute of HeartMath, 2003). 線上文章刊載於網站 Institute of Heartmath (heartmath.org): "Research: Research Library."
⑦ McCraty, Atkinson, and Tomasino, "Science of the Heart."
⑧ "41 Random Facts About Stress" (posted February 19, 2010), 線上文章刊載於 Random Facts (facts.randomhistory.com).
⑨ Steven P. Brown and Thomas V. Leigh, "A New Look at Psychological Climate and Its Relationship to Job Involvement, Effort and Performance," *Journal of Applied Psychology* 81, no. 4 (1996): 358-368.

第 4 章　穩定及活化你的精微圈

① Hilary Hart, "Holy Cacao! Science Adds Love to Chocolate," 線上文章刊載於 It's a Healthy New Age (healthynewage.com). Accessed November 17, 2010.
② "Experimental Research" (2010), Princeton Engineering Anomalies Research: Scientific Study of Consciousness-Related Physical Phenomena (princeton.edu/~pear): "Experiments."
③ Lia Scallon, "The Healing Power of Sound," 線上文章刊載於 Sounds of Sirius (soundsofsirius.com): "Articles: Articles by Lia." Accessed November 29, 2010.
④ Scallon, "The Healing Power of Sound."
⑤ "Scientific Validation of BioGeometry: The Agricultural Research Projects," 線上文章刊載於 BioGeometry: Dr. Ibrahim Karim (biogeometry.com): "Research Projects." Accessed November 29, 2010.
⑥ Fiona Petchy, "Bone," 線上文章刊載於 radiocarbon WEB-info (c14dating.com), 關於碳 14 年代測地法的網站，Tom Higham, Radiocarbon Laboratory, University of

Waikato, New Zealand: "Pretreatment: Bone." Accessed November 29, 2010.
⑦ Lauren D'Silva, "How Do Crystals Work?" 線上文章刊載於 BellaOnline: The Voice of Women (bellaonline.com): "Religion & Spirituality: New Age." Accessed November 29, 2010.
⑧ Rumi Da, "The Legacy of Marcel Vogel," transcript of a paper presented at the 1996 2nd Annual Advanced Water Sciences Symposium and the 1998 United States Psychotronics Association Conference, 線上文章刊載於 Vogel Crystals (vogelcrystals.net): "Articles."
⑨ Da, "The Legacy of Marcel Vogel."
⑩ B. Stone, Maria Rippo (ed.), "The Healing Properties of Metal in Ayurveda" (August 16, 2010), 線上文章刊載於 Bright Hub: The Hub for Bright Minds (brighthub.com): "Health: Alternative & Natural."

第 5 章　療癒精微圈，療癒你的身體

① Gia Combs-Ramirez, "The Importance of a Vital Energy Field" (April 14, 2007), 線上文章刊載於 The Science of Energy Healing (scienceofenergyhealing.com).
② Combs-Ramirez, "The Importance of a Vital Energy Field."
③ L. W. Konikiewics, "Kirlian photography in theory and clinical application," Journal of the Biological Photographic Association (1977) 45, 115–134.
④ Randle Russell, "Aura Photography" (posted January 2002), 線上文章刊載於 Triune-Being.com (triune-being.com): "Kirlian Photography: Research Papers."
⑤ "Russians develop dynamic Kirlian-type process," Brain Mind Bulletin 3, no. 10 (April 3, 1978). Cited in Swami Shankardevananda Saraswati, "Prana Shakti," *Yoga Magazine* (October 1980), 線上文章刊載於 *Yoga Magazine* (yogamag.net): Archives.
⑥ "Electronic evidence of auras, chakras in UCLA study," Brain Mind Bulletin 3, no. 9 (March 20, 1978). H. Motoyama, "Yoga and Oriental Medicine," *Research for Religion and Parapsychology* 5 no. 1 (March 1979): 1. H. Motoyama, "The Mechanism Through Which Paranormal Phenomena Take Place," *Religion and Parapsychology* (1975), 2. All cited in Swami Shankardevananda Saraswati, "Prana

Shakti," *Yoga Magazine* (October 1980), 線上資料刊載於 *Yoga Magazine* (yogamag.net): "Archives."

⑦ Russell, "Aura Photography."

⑧ Robin Kelly, *The Human Antenna* (Santa Rosa, CA: Energy Psychology Press, 2007), 65–67.

⑨ Stephen Harrod Buhner, *The Secret Teachings of Plants* (Rochester, VT: Bear & Co., 2004), 86–87.

⑩ Robert K. Adair, "Analysis: The Physics of 'Alternative Medicine': The Fear of Weak Electromagnetic Fields," *The Scientific Review of Alternative Medicine* 2, no. 1 (spring-summer 1999). 線上資料刊載於 The Scientific Review of Alternative Medicine (sram.org): "Online Articles."

⑪ Buhner, 85-88.

⑫ Buhner, 107.

⑬ Rollin McCraty, Mike Atkinson, Dana Tomasino, and Raymond Trevor Bradley, "The Coherent Heart: Heart-Brain Interactions, Psychophysiological Coherence, and the Emergence of System-Wide Order," *Integral Review* 5, no. 2 (December 2009). 線上資料刊載於 Integral Review (integral-review.org): "Back Issues."

⑭ Don R. Powell and the American Institute for Preventative Medicine, "Minding Your Mental Health: Section II: Mental Health Topics: Anger" (last reviewed August 9, 2010), 線上文章刊載於 Navy & Marine Corps Public Health Center (www-nehc.med.navy.mil): "Healthy Living: Psychological Health: Minding Your Mental Health."

⑮ Desiree Despues, "Stress and Illness" (spring 1999), student paper, California State University, Northridge. 線上文章刊載於 California State University, Northridge (csun.edu) 網站，Donna Fitz Roy Hardy 教授首頁 , "Courses Taught," Psychology 691B: Seminar in Emotion and Motivation, Graduate Student Papers on Human Motivation.

⑯ Buhner, 124.

⑰ William Tiller, *Science and Human Transformation* (Walnut Creek, CA: Pavior Press, 1997), 211-212.

⑱ Valerie Mellema, "Laughing for Stress Relief," 線上文章刊載於 StressDen.com (stressden.com). Accessed November 29, 2010.

⑲ Marianne Schnall, "Interview With Buddhist Monk Thich Nhat Hanh," 線上文章刊載於 Our Inner Lives (feminist.com/ourinnerlives): "Features." Originally published in *The Huffington Post,* May 21, 2010.

⑳ Robertson (no first name given), "The Power of Your Inner Smile," *WellBeing* (December 23, 2009). 線上文章刊載於 WellBeing (wellbeing.com.au): "Features, Soul Health."

第 6 章　職場的精微能量開運法

① "What the Ancient Egyptians Knew and Modern Science Can't Explain" (August 5, 1993), 線上文章刊載於 Vesica Institute for Holistic Studies (vesica.org): "Biogeometry, Articles on Biogeometry." Accessed November 29, 2010.

② "Crystal and Gemstone Therapy," 線上文章刊載於 Peaceful Mind (peacefulmind.com): "Crystals, Metaphysical Properties." Accessed November 29, 2010.

第 8 章　愛、關係和羅曼史：創造心意的精微圈

① "Frequently Asked Sexuality Questions to the Kinsey Institute" (updated November 29, 2010), The Kinsey Institute for Research in Sex, Gender, and Reproduction (iub.edu/~kinsey/index.html): "Resources, Facts and Statistics."

② 同上。

③ "Using Gemstones and Crystals to Create Positive Relationships," 線上資訊刊載於 Emily Gems (crystal-cure.com): "The Reading Room." Accessed November 29, 2010.

④ Russell, "Aura Photography."

⑤ Daniel Goleman, "Friends for Life: The Emerging Biology of Emotional Healing," *New York Times* (October 10, 2006). 線上資訊刊載於 *The New York Times* (nytimes.com).

⑥ Rollin McCraty, Mike Atkinson, and Raymond Trevor Bradley, "Electrophysiological Evidence of Intuition: Part 2. A System-Wide Process?" *Journal of Alternative and*

Complementary Medicine 10, no. 2 (2004), 325–336. 線上資訊刊載於 Institute of HeartMath (heartmath.org): "Research, Research Library, Research Publications, Intuition Research."

⑦ Goleman, "Friends for Life: The Emerging Biology of Emotional Healing."

第 9 章　我們都是需要教養的小孩

① Jim Cunningham, "Children Want Boundaries," 線上文章刊載於 Early Childhood News and Resources (earlychildhoodnews.net). 無日期。Cunningham 於二〇一〇年六月二十六日貼文回應這份研究是源自 James Dobson and Focus on the Family。

精微圈

重建身心靈能量防護網，打造靈性疆界，拒絕能量流失，迎接豐盛

Energetic Boundaries: How to Stay Protected and Connected in Work, Love, and Life

作　　者　辛蒂・戴爾（Cyndi Dale）
翻　　譯　達娃
選　　書　周本驥
封面設計　郭彥宏
內頁排版　高巧怡
行銷企劃　陳慧敏、蕭浩仰
行銷統籌　駱漢琦
業務發行　邱紹溢
營運顧問　郭其彬
副總編輯　劉文琪
總 編 輯　李亞南
出　　版　地平線文化／漫遊者文化事業股份有限公司
地　　址　台北市松山區復興北路331號4樓
電　　話　（02）2715-2022
傳　　真　（02）2715-2021
服務信箱　service@azothbooks.com
網路書店　www.azothbooks.com
臉　　書　www.facebook.com/azothbooks.read
營運統籌　大雁文化事業股份有限公司
地　　址　台北市松山區復興北路333號11樓之4
劃撥帳號　50022001
戶　　名　漫遊者文化事業股份有限公司
二版一刷　2023年3月
定　　價　台幣480元
I S B N　978-626-95945-4-2

國家圖書館出版品預行編目（CIP）資料

精微圈：重建身心靈能量防護網, 打造靈性疆界, 拒絕能量流失, 迎接豐盛/ 辛蒂. 戴爾(Cyndi Dale) 著；達娃譯. -- 二版. -- 臺北市：地平線文化, 漫遊者文化事業股份有限公司出版：大雁文化事業股份有限公司發行, 2023.03
　面；　公分
譯自：Energetic boundaries : how to stay protected and connected in work, love, and life
ISBN 978-626-95945-4-2(平裝)
1.CST: 另類療法 2.CST: 健康法 3.CST: 能量
418.995　　112001767

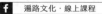